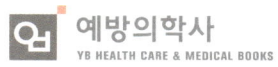

건강한 척추를 위한

아크배럴 필라테스 교과서
ARC BARREL PILATES

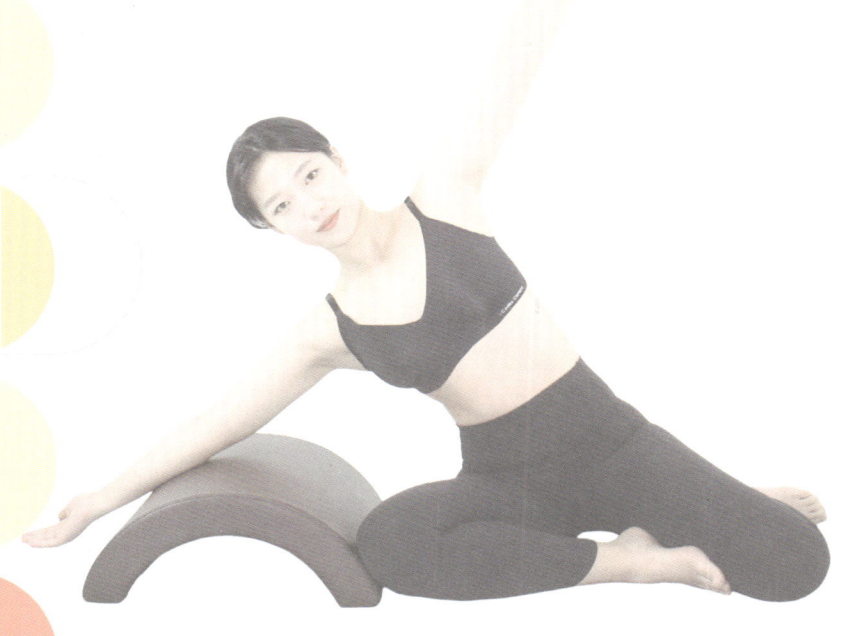

대표저자 이미령

ARC 필라테스 교과서 (건강한 척추를 위한)

초판 1쇄 발행 2020년 2월 3일
초판 1쇄 인쇄 2020년 2월 3일

저 자 이미령, 백형진, 양홍석, 김지민, 양지혜, 이시은, 박시원, 이예소, 박연아, 박지윤,
　　　　이지윤, 황종선, 현경화, 박지윤, 송류리
편 집 백형진, 백은영
감 수 김보성

발행처 예방의학사
문의처 010-4439-3169
이메일 prehabex@naver.com

인쇄·편집 금강기획인쇄(02-2266-6750)

ISBN 979-11-89807-21-4
가 격 15,000 원

※ 저자와의 협의에 의해 인지를 생략합니다.
※ 이 책은 저작권법에 의해 보호를 받는 저작물이므로 동영상 제작 및 무단전제와 복제를 금합니다.
※ 잘못된 책은 구입하신 서점에서 교환해 드립니다.

이 도서의 국립중앙도서관 출판예정도서목록(CIP)은 서지정보유통지원시스템 홈페이지(http://seoji.nl.go.kr)와 국가자료종합목록 구축시스템(http://kolis-net.nl.go.kr)에서 이용하실 수 있습니다. (CIP제어번호 : CIP2020003364)

대표저자

이미령
W필라테스 강사
코어필라테스 연구회 연구원
프리햅 예방운동 전문가
'서클링 필라테스 교과서' 공동저자
'서스펜션 필라테스 교과서' 공동저자
'밴드 필라테스 교과서' 공동저자

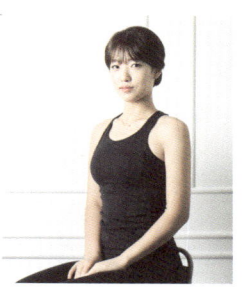

공동저자

백형진
現 대한예방운동협회 협회장
現 국민대학교 스포츠문화산업 헬스케어 지도교수
現 KBS 스포츠예술과학원 재활스포츠 총괄지도교수

양홍석
現 WGYM 대표 & W필라테스 대표
現 온유 크라이오 테라피 동해 대표
'짐볼 필라테스 교과서' 대표저자 외 다수 공저

김지민
現 W필라테스 센터장
CORE PILATES INSTRUCTTOR
'서스펜션 필라테스 교과서' 대표저자 이외 다수 공저

양지혜
現 국민대 스포츠문화산업 헬스케어 외래교수
現 KBS 스포츠예술과학원 재활스포츠 외래교수
밴드 필라테스 교과서 대표저자 외 다수 공저, 공역

이시은
W필라테스 강사물리치료사 면허
코어필라테스 연구회 연구원
'밴드 필라테스 교과서' 공동저자 외 다수 공저

박시원
한국체육대학교 스포츠의학 박사수료
現 시원필라테스 원장
前 강남 나누리병원 운동치료실 실장

이예소
現 피트니스넘버원 대표
現 온유 크라이오 천안점 대표
바디메카닉 육성과정 교육수료

박연아
現 팔머 메디스포츠 & 필라테스 강사
現 국제재활코어필라테스협화 교육강사
前 트레이닝 랩 필라테스 연구원

박지윤
㈜닥터케어컴퍼니, 닥터필라테스 대표
경희대학교 스포츠의학 전공
차의과학대학교 스포츠의학 석사

이지윤
現 대한필라테스재활학회 학회장
現 애니원 필라테스 이사
경희대학교 스포츠 의학

황종선
에너짐 대표
이지필라테스 대표
온유크라이오 김포점 대표

현경화
아리아 요가&필라테스 대표
프리햅예방운동 전문가
플라잉 요가지도자 교육강사

박지윤
現 더 벨라인(The Belline) 원장
CORE PILATES INSTRUCTTOR
'서클링 필라테스 교과서' 외 다수 공저

송류리
이화여자대학교 영양학 석사 졸업
GadjaMada 대학교 'Traditional Food for Agro-biodiversity Health and Tourism' 초대 강사

Baby ARC 필라테스 교과서

요즈음 100세 시대 대한민국은 건강 열풍에 많은 관심이 쏟아지고 있습니다. 그러다 보니 각종 건강보조식품과 운동기구들이 많은 사랑을 받음과 동시에 무분별하게 유통되고 있습니다.
또한 TV 부터 유튜브까지 대상자의 구조에 대한 고려 없는 운동처방이 무분별하게 안내되고 있습니다. 물론, 필라테스는 재활 또는 체형을 개선하는데 큰 도움을 주는 운동입니다. 하지만 운동이 건강을 잃고 난 후 다시 건강을 되찾기 위한 단계로 쓰이는 최후의 수단이 되어서는 안됩니다.
운동은 바르고 건강한 모든 생활의 시작점입니다. 영유아기에 두발로 일어서기까지 많은 연습과 노력이 필요 했던 것처럼 행복한 노후의 필수 조건인 건강을 지키려면 노력이 필요합니다. 스스로의 힘으로 움직이는 것이 삶의 질을 좌우할 만큼 중요한 요소이니까요.

저 또한 신체가 보내는 신호를 무시하다가 통증이 되고 그 통증이 질병으로 나타나게 되었습니다.
질병을 고치고 통증을 없애기 위해 찾게 되었던 필라테스를 접하고 나서 나의 신체구조의 바른 정렬을 되찾게 되었고 통증이 없어지게 되었습니다. 그래서 그 구조를 유지하기 위한 운동을 수행하다 보니 운동을 좋아하게 되었습니다. 더 발전하고 싶다는 마음이 들어 필라테스 지도자의 길을 걷게 되었습니다.
제 몸에 구조를 파악하고 이행한 운동처방에서 건강을 얻게 되었지만 사실 저를 괴롭혔던 통증은 단순히도 근육의 단축으로 생겨난 체형불균형의 신호였습니다. 통증을 만들어낸 단순한 구조원리를 파악하게 되자 많은 것을 깨닫고 또 생각하게 되었습니다. 그리고 내가 사랑하는 사람들에게 이 건강을 알려주고 싶어졌습니다.

필라테스의 창시자인 조셉 필라테스는 정신과 신체 영혼의 건강을 추구한다고 말하고 있습니다. 기능과 움직임은 인간이 가지고 있는 기본입니다. 기능은 동일하나 구조는 똑같은 틀이 아니기 때문에 그에 대한 평가와 솔루션이 각기 다르게 필요하다고 생각합니다[1]. 필라테스라는 운동은 스스로의 힘으로 움직이는 것에 대한 즐거움과 성취감을 느낄 수 있는 운동이라고 생각 합니다. 반복적인 운동에서 신체의 발전과 또 다른 힘을 얻을 수 있습니다.
ARC를 이용한 필라테스는 다양한 운동을 통해 척추를 강화하고 지지함으로 누구에게나 쉽게 아크를 사용해 신체의 기본 기능과 밸런스 및 코어 트레이닝을 할 수 있을 것입니다.
이 책을 통해 인간의 구조와 기능을 누군가에게 정답을 줄 수 있는 좋은 지침서가 되길 바라겠습니다.

2019년 12월 1일 대표저자 이 미 령

Contents

서문

1. ARC란 무엇일까?

2. ARC 기본 원리와 이해

3. ARC를 활용한 필라테스 호흡방법

4. ARC 필라테스 운동 가이드 및 안전수칙

5. ARC 기본자세

- Prone
- Supine
- Kneeling
- Sitting
- Side
- Standing

6. ARC를 활용한 호흡 방법

- Breathing Forward
- Breathing Side

7. ARC 위에 올라가는 방법

8. ARC 필라테스 포지션별 운동법 (118동작)

부록

Baby ARC Barrel

ARC 란 무엇일까?

Baby ARC 또는 Small Barrel은 필라테스 스튜디오에서 볼 수 있는 3개의 ARC 중 가장 작은 것이며 다양한 운동을 통해 척추를 강화하고 모든 운동 평면에서 신체에 서포트하며 Baby ARC는 3개의 ARC 중 가장 이동이 용이하며 가벼운 장비로 스튜디오의 한 섹션에서 다른 섹션으로 쉽게 이동할 수 있고 부드러운 덮개는 척추를 지지하고 척추를 분절하여 순차적으로 그리고 부분적으로 움직일 수 있도록 도와주고 등을 지지함으로써 척추가 복부의 약한 부분에도 서포터 해준다. Baby ARC는 일반적으로 두 가지 스타일로 설계되었으며, West Coast 스타일은 반 ARC 개방형이며, East Coast는 일반적으로 견고하며 손잡이 또는 고리가 측면에 있다. 최근에는 EPP 소재의 ARC 또한 출시되어 더 가볍고 리포머 위에서도 활용이 가능한 제품이 나왔으며 어느 스타일이든 필라테스 Baby ARC 프로그램에 적합하다.

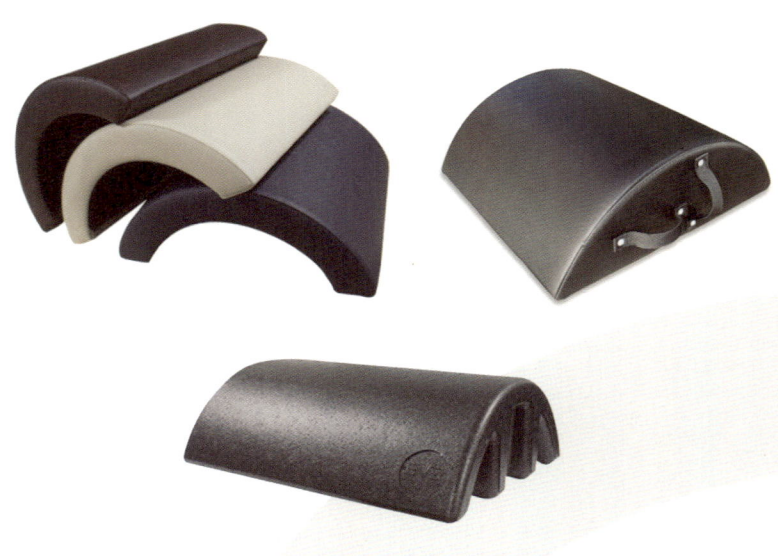

ARC적용 하기 전 필라테스 기본 원리의 이해

필라테스는 기본 원리를 통해 운동 과학과 체형교정과 재활 이론을 정리했다. 이 원리들은 필라테스 운동 테크닉 기본으로서, 신체의 인지 및 적절한 정렬에 관련이 있으며 이 원리는 '호흡, 조절, 집중, 중심화, 정확성, 유동적 움직임을 위한 골반, 흉곽, 견관절, 경추 가동성과 안정성과 함께 작동하여 안전하고 효과적인 운동을 만든다. 필라테스 운동 프로그램의 초기 단계에서 이 원리를 가르치면, 고객은 신체가 어떻게 움직이고 기능을 하는지를 보다 정확하게 이해할 수 있으며, 고객은 이를 통해 기술과 주의력을 높이고 집중과 중심화를 통한 통제를 확보하게 되는 이점을 갖게 될 것이다.

필라테스 호흡의 원리

필라테스 운동 중의 적절한 호흡은 근육의 불필요한 보상작용과 긴장을 피하게 하고, 편안하고 완전한 호흡 패턴은 운동 동작의 집중력과 효과를 높인다. 또한 적절한 호흡은 움직임의 유동성과 동적 안정성을 달성하는 데 도움이 될 수 있으며, 모든 운동에서, 호흡과 안정화에 대한 인지가 움직임 이전에 발생해야 한다. 또한 필라테스 호흡 패턴은 복부의 심부 안정화 근육들을 활성화시켜주며, 호흡은 먼저 복횡근을 개입시키고, 이어서 복사근을 활성화 하고, 호흡 중 복횡근의 개입과 함께 골반저근과 다열근을 개입시켜야 하며, 이는 골반과 요추 전체에 완전한 안정성을 준다. 또한, 필라테스 동작에 사용되는 호흡 패턴은 운동을 방해하면 안되고, 흉곽을 뒤와 옆으로 확장해주면서 호흡해야 하며, 2차 호흡 근육이 과도하게 사용되어 목과 어깨 부위에 긴장감을 유발 해서는 안된다. 호흡에 있어 세 가지의 느낌을 강조되는데, 첫번째, 흉곽이 뒤로 옆으로 확장돼야 하고, 두번째, 복벽이 단단해지며 횡격막이 하강 해야하고, 복부가 약간 팽창 해야하며, 세번째 효율적인 가스교환을 위해 폐의 아래쪽으로 호흡 해야한다.

Baby ARC Barrel

ARC를 활용한 필라테스 호흡 방법

모든 필라테스에서 호흡은 필수 원칙이며, ARC 필라테스에서도 마찬가지로 각 운동에 맞추어 핵심 근육을 관여시키고 불필요한 긴장을 풀어주기 때문에 호흡을 통해 매 순간 집중할 수 있다. 일상생활에서도 호흡 패턴은 매우 중요한데 대부분의 사람들이 폐 기능의 절반 이하만 사용하며 호흡이 부족해져 2차 호흡인 어깨와 가슴을 사용하는 패턴을 보이는데 이러한 문제를 ARC 필라테스를 하는 동안 필라테스 호흡을 통해 개선을 할 수 있다. ARC 위에 다리를 올린 상태로 앉아, 호흡을 마시면서 준비하고, 내쉬면서 머리에서부터 분절하며 척추를 굴곡하고 다리를 편안하게 해주며 호흡을 마시면서 흉곽의 측면과 뒤쪽이 확장하며, 호흡을 내쉬면서 흉곽을 닫아주며 3~5회 반복해서 실시한다. 마지막으로 숨을 내쉴 때 꼬리뼈부터 분절하여 척추를 롤업하며 시작자세로 돌아온다. 이 동작의 목적은 호흡을 통해서 복횡근을 목표로 복부를 압박하고 요추 골반을 안정화하고, 골반저근과 복횡근 활성화를 돕고, 상체의 굴곡을 만들어 복직과 복사근을 활성화하며, 척추기립근 굴곡하기 위해 신장성 수축하고, 신전하기 위해 단축성 수축을 한다. 흉곽을 양옆으로 뒤로 확장해주며, 어깨가 들어올려져 목과 어깨에 긴장이 생기지 않게 해야 하며, 상체의 굴곡시 척추의 신전근이 길어지도록 한다. 흐흡은 흉곽을 옆으로 뒤로 차들어가게 할 것이며, 좌골 양쪽이 느껴지게 앉아 척추 중립을 유지,하며 시작해야 하며, 이때 팔은 편하게 두고, 숨을 들이마시며 준비한 후, 내쉬며 고개를 숙이고 척추를 분절하여 굴곡해준다. 그리고 코를 통해 숨을 마시며 흉곽이 양옆으로 뒤로 확장되는 것을 느끼며, 입을 통해 숨을 내쉬며 흉곽이 닫히게 한다.

- 호흡의 속도는 천천히, 느긋하게, 그리고 흐르는듯한 리듬감을 갖도록 합니다.
- 횡격막이 낮아짐에 따라 흡기 중에 3차원적인 확장을 확인해야 합니다.
- 완전히 숨을 내쉬고(호기) 다음 호흡이 완전하고 자연스럽도록 해야 합니다.

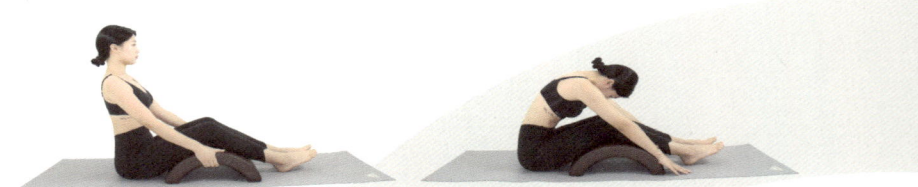

ARC 필라테스 운동 가이드 및 안전수칙

- 당신의 몸과 자신의 능력에 맞춰 편안하게 느껴지는 동작을 선택해야 한다.
- 절대 움직임을 강요하거나 무리한 동작을 하려고 시도하면 안된다.
- 점진적으로 가벼운 저항으로 천천히 시작해 단계적으로 부하를 높여가야 한다.
- 운동하는 동안 불편함을 느끼거나 몸이 불편해지면 멈추고 휴식을 취해야 한다.
- 안전을 위해 ARC의 핸들이나 측면을 항상 감싸서 잡고 유지해야 한다.
- 편안한 그립감과 내구성이 좋은 제품을 사용해야 한다.

운동 전 대상자의 병력 체크사항

- 관절염, 골다공증, 오십견, 어깨충돌증후군, 목/허리 디스크 장애, 척추신경침착, 강직성 척추염, 척추전방전위증, 척추측만증, 근육경련, 어깨탈골 또는 아탈구, 고관절 치환술, 사타구니염증 또는 좌골신경통 등 관련 질환자들은 주의해서 실시해야 하며 무리하게 해서는 안된다.

ARC 필라테스를 통해 무엇보다도 필라테스라는 운동을 필라테스 스튜디오 뿐만 아니라 집에서도 장소에 구애받지 않고 더 효과적이고 재미있는 즐거운 운동이 될 수 있기를 바란다.

Baby ARC Barrel

ARC 필라테스 기본자세

모든 운동에서와 마찬가지로 ARC 필라테스에서도 기본자세가 매우 중요하다. 잘못된 자세에서의 운동은 손상과 급·만성 통증을 야기하고 부상으로 운동 효과를 떨어뜨려 운동을 중단하게 되는 직접적인 원인이 된다. 따라서 ARC 운동의 기본자세가 제시되고 있는 모든 자세에서 적용됨을 주의하고 각 동작에서 오류 동작이 나오지 않도록 주의해야 한다.

다음은 모든 동작의 기본자세를 설명한 것이다
- 필라테스의 원리를 잘 접목하여 동작을 실시해야 한다.
- 동작에서 경추, 요추, 흉추는 해부학적 기본자세인 중립을 유지한다.
- 중립자세를 벗어난 척추의 과도한 굴곡, 신전은 상해의 원인으로 주의한다.
- 시선은 정면을 보며, 동작에 따라 시선이 이동해야 한다.
- 가슴은 펴고, 견갑골이 약간 척추 쪽으로 모은 자세를 유지해야 한다.
- 복부 근육의 긴장감을 유지하며 복강 내의 일정한 압력이 존재해야 한다.

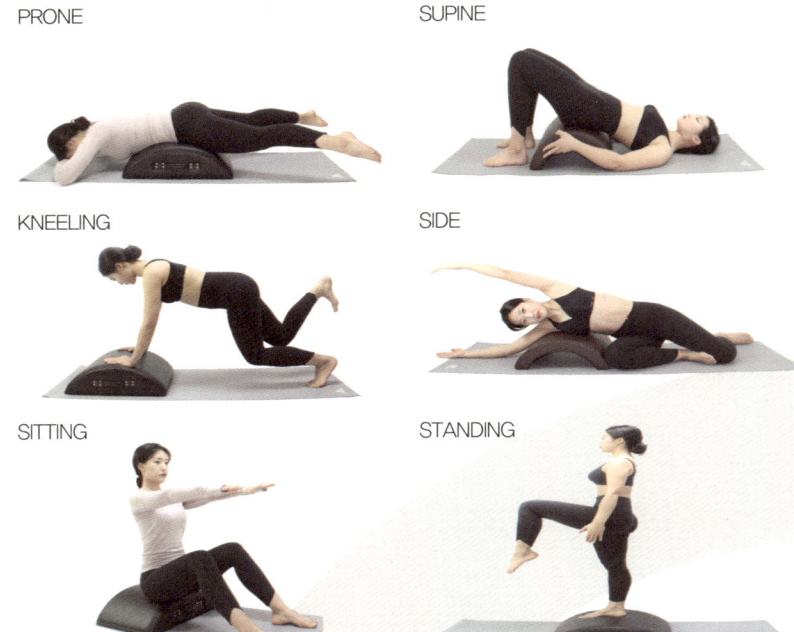

PRONE

SUPINE

KNEELING

SIDE

SITTING

STANDING

전방 호흡 (Breathing Forward)

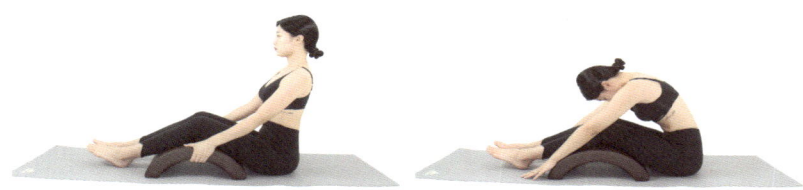

운동 목적
복부를 수축하고 골반의 안정화를 시키는 복횡근을 동원시키는 것을 목표

시작 자세
ARC에 다리를 올리고 매트 위에 앉아 팔은 ARC 꼭대기나 매트 위에 놓고 천골 위에 체중을 실어 가능한 중립으로 골반과 척추를 놓는다.

동작 설명
호흡을 내쉬며 머리 정수리부터 롤 다운하고, 다리를 이완 하면서 척추를 순차적으로 앞으로 굽히며 들이마신다. 흉곽의 뒤와 옆이 팽창되는 것을 느낀다. 호흡을 내쉬며 입술을 통해 흉곽을 닫고 3~5회 반복하고 내쉬며 꼬리뼈에서 시작해 순차적으로 척추를 따라 시작 자세로 롤업을 2-3회 반복 한다.

TIP 롤 다운 시에는 머리에서 꼬리로, 롤업 시에는 꼬리에서 머리로 관절을 운동하며 들이마시는 중에 흉곽의 옆과 뒤를 확장 하고 어깨가 올라가고 목과 어깨가 긴장되는 것을 피해야 하며 전방 굴곡 시 척추 신전근을 늘리도록 해야 한다.

Baby ARC Barrel

측면 호흡 (Breathing Side)

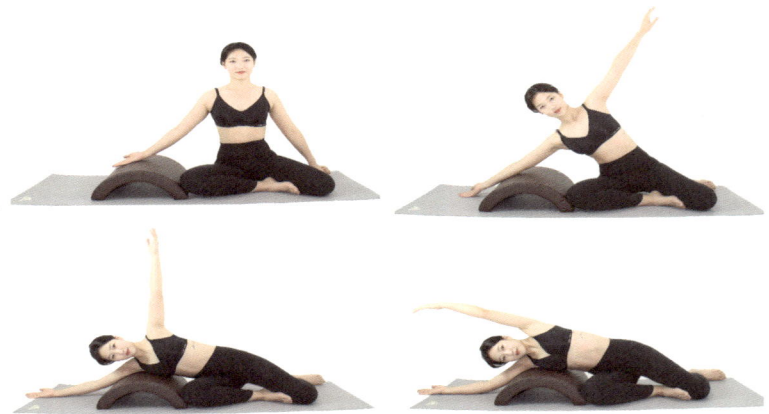

운동 목적
골반의 안정화를 위한 복횡근과 내.외 복사근을 동원시키는 것을 목표

시작 자세
ARC 옆에 최대한 붙어 앉아 머메이드 자세에서 ARC에 가까운 다리는 외측 회전 반대쪽 다리는 내측 회전하고 한 손은 손바닥을 ARC 위에 놓고 다른 한 손은 옆에 놓는다.

동작 설명
호흡을 들이마시며 ARC에 기대, 바깥쪽 팔을 최대한 멀리 뻗으며 호흡을 내쉬며 머리를 아래 팔로 기울여 측면 굴곡해 아래로 향한 채 몸통이 ARC에 완전히 놓일 때까지 슬라이딩 한다. 호흡을 들이마시며 흉곽의 측면 상부로 호흡하고 내쉬며 상부 몸통 쪽으로 회전하고, 위 팔을 매트 쪽으로 늘린다. 만약 불편하다면 머리를 뒤쪽으로 돌린다. 호흡을 들이마시며 흉곽 뒤쪽으로 호흡하며 내쉬며 몸통이 ARC로부터 멀어지도록 상부 몸통을 뒤쪽으로 회전, 위팔이 옆으로 벌어지면서 측면 굴곡 자세를 한다. 호흡을 들이마시며 흉곽의 측면으로 호흡하고, 내쉬며 측면 굴곡 자세로 몸통을 회전시키면서 팔을 머리 위에 놓는다. 다시 호흡을 들이마시며 천장으로 팔을 뻗고 내쉬며 위 팔을 측면으로 뻗으면서 몸통을 늘려 앉은 자세로 돌아오기 시작해라. 계속해서 아래 팔은 내리고 있다.

TIP 뒤로 회전 중에 복근의 연결을 유지해야 하고 측면 굴곡 중에 신전과 전방 굴곡과 어깨와 경추에서 긴장을 피해야 하며 견갑골 안정화를 유지한 상태에서 경추에서 흉추의 정렬을 계속 유지해야 한다.

ARC 위에 올라가는 방법

ARC 반대를 보면서 매트 위에 앉아라. ARC 양옆을 손으로 잡고 ARC 위로 척추를 롤백 해라. 상부 흉추와 경추를 약간 굴곡 시킨 자세로 유지하고, 골반 부분이 닿을 때까지 척추를 슬라이딩 하고 머리와 어깨를 매트 위에 놓아라. ARC 쪽으로 척추를 임프린트 시키고, 동시에 테이블탑 자세가 될 때까지 다리를 굴곡 시켜라. 다음 자세를 만들기 위해 자세를 조절한다. 요추는 임프린트 해 ARC에 지지하고, 복근들에 의해 흉곽 연결부가 유지될 수 있으며, 머리를 매트에서 들어올릴 수 있도록 해라. 척추가 너무 떨어져 있으면, 요추는 지지받지 못하고, 너무 가까이 있으면 ARC에 골반이 너무 놓아져 복근 연결부에 손실이 발생하며 경추에 너무 많은 부하가 작용하게 된다. 견갑골 안정화를 유지하고 ARC 양옆을 손으로 잡아라.

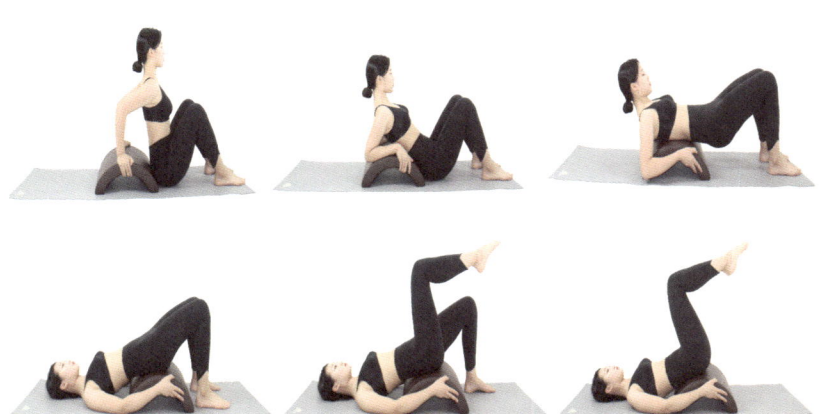

Baby ARC Barrel

엘보 서클 (Elbow Circles)

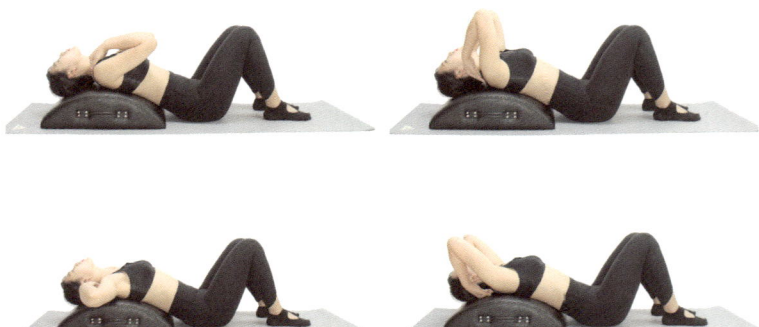

운동 목적
흉추를 신전 시키며 어깨 관절의 이완과 가동성을 향상 시키며 웜 업 시키는 것을 목표

시작 자세
무릎을 구부리고, 골반 넓이로 벌려 바닥에 위치한다. 머리와 어깨를 ARC 위에 놓고 팔꿈치를 접어 양손을 어깨에 위치시킨다.

동작 설명
호흡을 내쉬며 모으고 있던 팔꿈치를 머리 쪽으로 이동하고, 팔꿈치를 최대한 벌리며 큰 원을 그리며 5~10회 반복 한다.

TIP 목과 흉추를 릴렉스 한 상태에서 실시해야 효과적이며 목뒤에 수건을 말아 받쳐주면 더 효과적이다.

스카플라 프로트렉션 (Scapula Protraction)

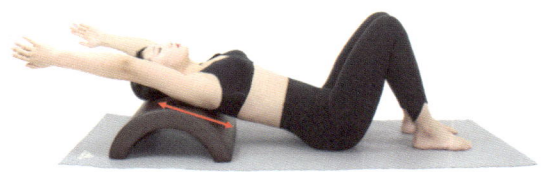

운동 목적
광배근을 통해 어깨 관절에서 움직임을 강화시키며 요추와 골반부 안정화를 시키는 복횡근을 동원시키는 것을 목표

시작 자세
매트 위에 앉아서 머리와 어깨를 ARC 맨위에 놓는다. 요추는 중립하고 무릎은 굴곡 시킨다. 발은 엉덩이 넓이만큼 벌리고 견갑골을 안정화 시키면서 손 바닥면을 머리 위로 놓는다.

동작 설명
견갑하근과 상부 승모근은 견갑골을 상승시키기고 단축을 내리기 위해서는 신장을 하는데 호흡을 들이마시며 견갑골을 상승시켜 어깨를 귀 쪽으로 슬라이드 시키고 호흡을 내쉬며 안정화 자세로 돌아가기 위해 귀로부터 견갑골을 멀리 슬라이드 시키며 3~5회 반복 한다.

> **TIP** 요추를 굴곡이나 신전 시키지 말고 중립으로 유지한 상태에서 견갑골의 상승 중 팔이 바닥으로 떨어지는 것을 피해야 하며 목과 어깨가 긴장되기 때문에 견갑골이 너무 내려가지 않도록 하고 팔꿈치를 잠그거나 과신전 되지 않도록 해야 한다.

Baby ARC Barrel

스카플라 프로트렉션 익스텐드
(Scapula Protraction Extend)

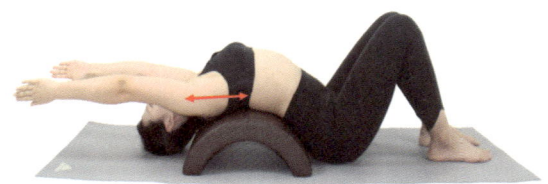

운동 목적
흉추의 신전의 움직임을 강화시키며 요추와 골반부 안정화를 시키는 것을 목표

시작 자세
ARC 위에 머리와 어깨를 놓고, ARC 꼭대기 뒤로 머리를 놓는다. 무릎을 굴곡 시키고 다리를 엉덩이 넓이만큼 벌리고 팔은 견갑골을 안정화하고 손바닥 면이 머리 의로 닿도록 하며 경추의 과신전을 막기 위해 머리 뒤에 베개나 폼 쿠션을 놓기도 한다. ARC에 최대한 붙거나 정확히 골반을 놓고 매트 위에 앉아서 흉추와 경추를 신전한다.

동작 설명
견갑하근과 상부 승모근은 견갑골을 상승시키기 위해서는 단축을 하는데 견갑골을 내릴 때는 하부승모근을 단축 시키기 위해 호흡을 들이마시며 견갑골을 상승시켜 어깨를 귀 쪽으로 슬라이드 시키고 호흡을 내쉬며 안정화 자세로 돌아가기 위해 귀로부터 견갑골을 멀리 슬라이드 시키며 3~5회 반복 한다.

TIP 요추나 경추가 과신전 되는 것과 견갑골의 상승 중 팔이 바닥으로 떨어지는 것을 피해야 하며 목과 어깨가 긴장되기 때문에 견갑골이 너무 내려가지 않도록 하고 팔꿈치를 잠그거나 과신전 되지 않도록 해야 한다.

암 시져 (Arm Scissors)

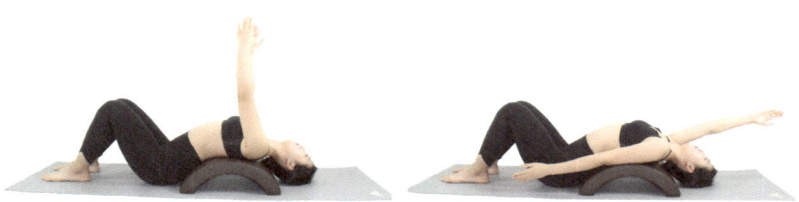

운동 목적
흉추와 어깨의 신전의 움직임을 강화시키며 요추와 골반부 안정화를 시키는 것을 목표

시작 자세
ARC에 최대한 붙는다. 정확히 골반을 놓고 매트 위에 앉아 흉추와 경추를 신전한다. ARC 꼭대기 뒤로 머리를 놓아야 하며 무릎을 굴곡 시키고 다리를 엉덩이 넓이만큼 벌린다. 그리고 견갑골을 안정화 시키고 팔을 천장 방향으로 뻗는다. 또한 경추의 과신전을 막기 위해 머리 아래 베개나 폼 쿠션을 놓는다.

동작 설명
호흡을 내쉬며 견갑골과 흉곽의 안정화를 유지하며 한 팔은 머리 위로 다른 한 팔은 옆으로 내리고, 호흡을 들이마시며 양팔을 천장으로 뻗고, 호흡을 내쉬며 팔을 교차해 반대 팔을 머리 뒤로 다른 팔은 옆으로 내리고 호흡을 들이마시며 양팔을 천장으로 뻗는 동작을 5회~10회 반복한다.

TIP 팔의 움직임 중에 견갑골을 너무 내리거나 긴장을 만들지 말고 흉곽과 함께 안정화 시키고 팔꿈치의 잠김이나 과신전을 피해야 하며 팔이 움직이는 중에 견갑골이 움직여야 하지만 안정화와 귀와 어깨 사이에 공간을 항상 유지해야 한다.

Baby ARC Barrel

암 서클 (Arm Circles)

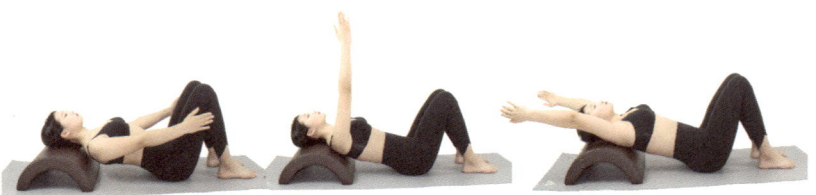

운동 목적
어깨 신전과 견갑골의 움직임을 강화시키는 것을 목표

시작 자세
매트 위에 앉아 ARC 꼭대기에 머리를 놓고 요추는 중립을 유지한다. 무릎은 굴곡 시키고 발은 엉덩이 넓이만큼 벌리며 팔을 옆에 길게 두고, 견갑골을 안정화 시킨다.

동작 설명
호흡을 들이마시며 견갑골과 흉곽 안정화를 유지시킬 범위까지 팔을 천장으로 뻗고 머리 위로 뻗는다. 호흡을 내쉬며 엉덩이 옆과 주변에서 암 써클을 시행 3~5회 반복 해서 실시 한 후 역 방향 호흡을 들이마시며 암 써클을 시행한 다음, 견갑골과 흉곽 안정화를 유지시킬 범위까지 손을 머리 위로 올리고 호흡을 내쉬며 팔을 천장으로 뻗은 다음 엉덩이로 내리며 3~5회 반복 한다.

TIP 팔의 움직임 중에 견갑골을 너무 내리거나 긴장을 만들지 말고 흉곽과 함께 안정화 시키고 팔꿈치의 잠김이나 과신전을 피해야 하며 어깨 사이에 공간을 항상 유지해야 한다.

암 서클 익스텐드 (Arm Circles Extend)

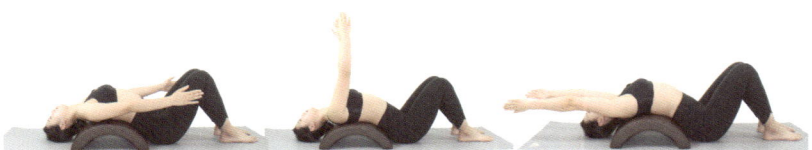

운동 목적
흉추 신전과 견갑골의 움직임을 강화시키는 것을 목표

시작 자세
ARC에 최대한 붙거나 정확히 골반을 놓고 매트 위에 앉아 흉추와 경추를 신전한다. 무릎을 굴곡 시키고 다리를 엉덩이 넓이만큼 벌린다. 팔을 옆에 길게 두고 견갑골을 안정화 시킨다. 경추의 과신전을 막기위해 머리 아래 베개나 폼 쿠션을 놓는다.

동작 설명
호흡을 들이마시며 견갑골과 흉곽 안정화를 유지시킬 범위까지 팔을 천장으로 뻗고 머리 위로 뻗는다. 호흡을 내쉬며 엉덩이 옆과 주변에서 암 써클을 시행 3~5회 반복 해서 실시 한 후 역방향 호흡을 들이마시며 암 써클을 시행한 다음, 견갑골과 흉곽 안정화를 유지시킬 범위까지 손을 머리 위로 올리고 호흡을 내쉬며 팔을 천장으로 뻗은 다음 엉덩이로 내리며 3~5회 반복한다.

 TIP 목에 긴장을 풀고, 팔의 움직임 중에 견갑골을 너무 내리거나 긴장을 만들지 말고 흉곽과 함께 안정화 시키고 팔이 움직이는 중에 견갑골이 움직여야 하지만 안정화와 귀와 어깨 사이에 공간을 항상 유지해야 한다.

Baby ARC Barrel

포르 드 브라 1 (Port De Bras 1)

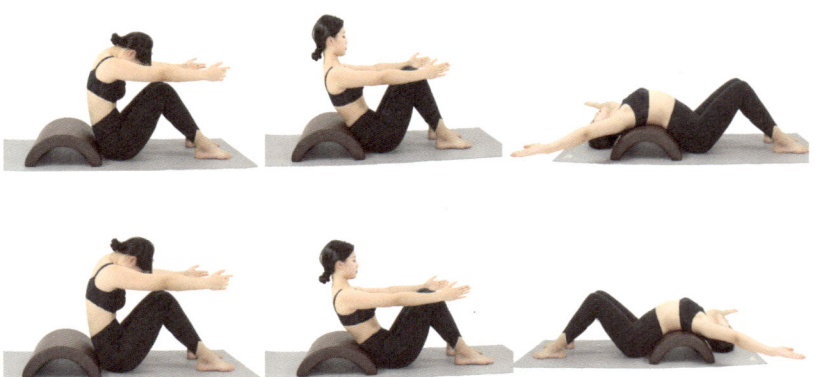

운동 목적
척추 분절 능력 향상과 흉추 신전과 견갑골의 움직임을 강화시키는 것을 목표

시작 자세
ARC를 등지고 앉는다. ARC 바로 옆이나 약간 떨어져 매트 위에 앉아 무릎은 굽히고, 발은 엉덩이 넓이만큼 벌리며, 골반을 수직으로 세우고 다리 쪽으로 척추를 굴곡 시킨 상태에서 팔은 바닥과 평행하게 뻗고, 머리 꼭꿈대기 손가락 방향으로, 그리고 손바닥은 견갑골은 안정화 시키고 마주 본다.

동작 설명
호흡을 들이마시며 요추의 굴곡을 유지하고, 대퇴 앞쪽으로부터 멀리 복부와 전상장골극을 롤업하기 시작하고 가능한 경추의 과신전 없이 계속 ARC 방향으로 롤백 해 신전시켜야 하며 호흡을 내쉬며 팔꿈치를 모았다가 벌리면서 동시에 척추를 굴곡 시키기 시작해, 골반이 수직이되 체중이 천골에 실릴 때까지 몸통을 다리 방향으로 굴곡 시키는 동작을 3~5회 반복하고 실시한다.

TIP ARC로부터 거리는 몸통의 길이와 유연성에 맞춰 조절할 수 있으며 경추와 흉추의 만곡을 계속 이어가고 롤백 시 과굴곡을 피해야 하며 롤업이나 롤백을 할 때 복사근의 움직임을 조절하고, 상부 어깨와 목에 긴장을 피하기 위해 견갑골 안정화를 유지한 상태에서 ARC 넘어 척추 신전 시 흉부 앞쪽과 어깨를 열어라.

포르 드 브라 2 (Port De Bras 2)

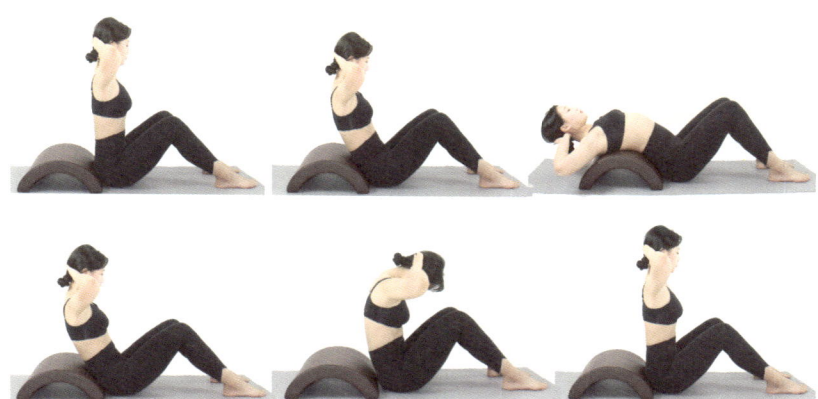

운동 목적
척추 분절 능력 향상과 흉추 신전과 견갑골의 움직임을 강화시키는 것을 목표

시작 자세
ARC를 등지고 앉아 ARC 바로 옆이나 약간 떨어져 매트 위에 앉아 무릎은 굽히고, 발은 엉덩이 넓이만큼 벌리며, 골반을 수직으로 세우고 다리 쪽으로 척추를 굴곡 시킨 상태에서 팔은 머리 뒤에 받치고 팔꿈치를 벌리고 견갑골은 안정화 시킨다.

동작 설명
호흡을 들이마시며 요추의 굴곡을 유지하고, 대퇴 앞쪽으로부터 멀리 복부와 전상장골극을 롤업하기 시작하고 가능한 경추의 과신전 없이 계속 ARC 방향으로 롤백 해 신전시켜야 하며 호흡을 내쉬며 팔꿈치를 모았다가 벌리면서 동시에 척추를 굴곡 시키기 시작해. 골반이 수직이되 체중이 천골에 실릴 때까지 몸통을 다리 방향으로 굴곡 시키는 동작을 3~5회 반복 하고 실시한다.

> **TIP**
> ARC로부터 거리는 몸통의 길이와 유연성에 맞춰 조절할 수 있으며 경추와 흉추의 만곡을 계속 이어가고 롤백 시 과굴곡을 피해야 하며 롤업이나 롤백을 할 때 복사근의 움직임을 조절하고, 상부 어깨와 목에 긴장을 피하기 위해 견갑골 안정화를 유지한 상태에서 ARC 넘어 척추 신전 시 흉부 앞쪽과 어깨를 열어라.

Baby ARC Barrel

업도미널 컬 오블리크 (Abdominal Curls Oblique)

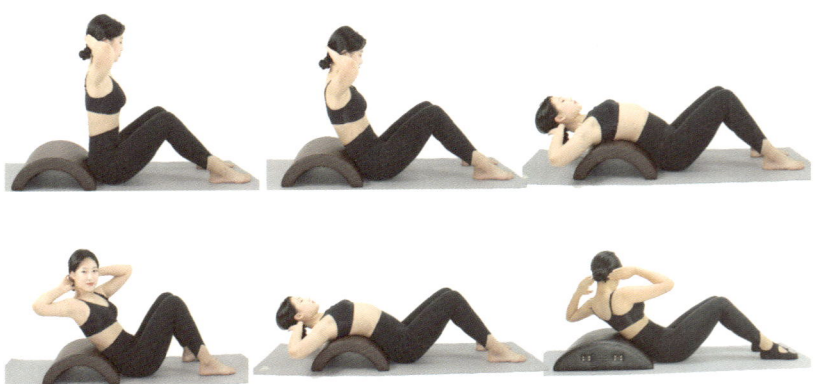

운동 목적
척추의 분절과 복사근과 복부를 강화하면서 흉추를 스트레칭 하며 움직임을 강화시키는 것을 목표

시작 자세
ARC를 등지고 앉아 ARC 바로 옆이나 약간 떨어져 매트 위에 앉는다. 무릎을 구부리고 손을 머리 뒤에 놓고 팔꿈치를 벌리고 견갑골이 안정화되고 척추와 골반이 중립에 있게 한다.

동작 설명
복부를 수축하며 호흡을 내쉬면서 꼬리뼈를 아래로 말면서 롤백을 시작하고, 뒤쪽으로 골반을 기울이며 척추를 편안하게 ARC 위로 굴린다. 호흡을 내쉬며 사선 방향으로 상체를 굴곡시켰다 들이마시며 머리, 목, 어깨 및 상부 흉추를 ARC 위로 롤백하며 굴리고 호흡을 내쉬며 반대쪽 방향으로 상체를 굴곡하며 동작을 실시한다.

TIP 척추를 분절하면서 부드럽게 반동없이 실시해야 효과적이며 운동을 하는 동안 복부의 긴장을 유지해야 하고 앞으로 구부릴 때 어깨와 목을 편안하게 유지하고 손으로 목을 당기지 말고 척추가 ARC 위로 굴러 갈 때 목을 너무 늘리지 말아야 하며 대퇴사두근과 고관절을 편안하게 유지해야 한다.

롤 다운 위드 리치 (Roll Down With Reach)

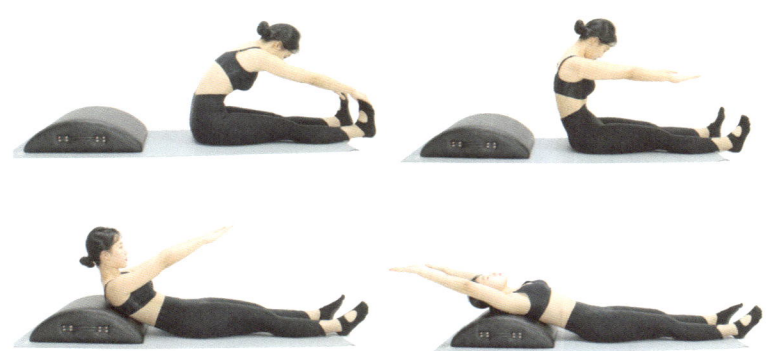

운동 목적
척추 분절 능력 향상과 흉추 신전과 견갑골의 움직임을 강화시키는 것을 목표

시작 자세
ARC 앞에 약간의 거리를 두고 앉아서 다리를 뻗고, 상체를 숙여 양손으로 발끝을 잡고 시작 자세를 취한다.

동작 설명
호흡을 내쉬며 요추부터 척추를 분절하며 고개를 숙인 상태에서 ARC에 등 하부가 닿으며 호흡을 들이마시며 양손을 머리위로 들어 올리며 뻗어 준다. 호흡을 내쉬며 역순으로 시작 자세로 돌아와 3~5회 반복 하고 실시한다.

TIP 반동을 사용하지 않고, 어깨와 승모근의 과도한 긴장을 피하며 실시한다.

Baby ARC Barrel

헤드 서포티드 헌드레드 (Head Supported Hundred)

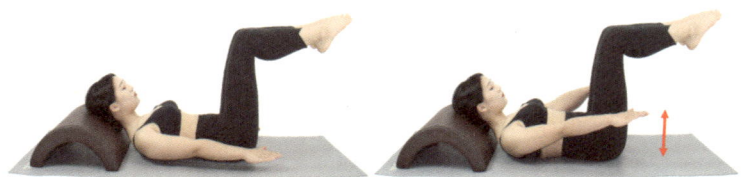

운동 목적
심폐 기능 향상 및 코어의 움직임을 강화시키는 것을 목표

시작 자세
ARC에 누워 머리와 어깨를 편안하게 대고 무릎과 발은 "테이블 탑" 자세를 취하고, 팔이 몸의 옆쪽에 놓고 시작 자세를 취한다.

동작 설명
호흡을 들이마시며 복부를 준비하고 호흡을 내쉬고 매트에서 팔을 들어 올려 어깨를 연 상태로 유지하고 5번 동작하고 다시 들이마신다. 내쉬며 다시 5번 동작하고 움직임을 반복해서 실시한다.

TIP 견갑골 안정화를 사용하여 편안한 목을 유지하고 어깨와 목을 편안하게 유지한다. 팔을 길게 하고 고관절을 편안하게 유지하며 골반을 중립으로 유지해야 한다

싱글 레그 스트레치 (Single Leg Stretch)

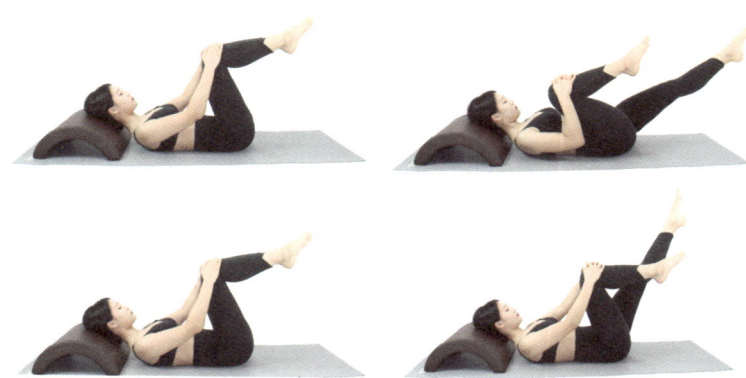

운동 목적
목의 부담을 줄여 주고 복부와 고관절의 움직임을 강화시키는 것을 목표

시작 자세
ARC에 누워 머리와 어깨를 ARC에 편안하게 대고 무릎과 발이 함께 테이블 상단 위치에 있고, 손을 무릎에 놓는다.

동작 설명
한쪽 무릎을 잡아당기면서 반대쪽 다리를 엉덩이에서 사선 위쪽 45°까지 뻗으며 내쉬고, 호흡을 들이마시며 바닥에 각도를 두고 양손으로 무릎을 잡고 반대쪽 을 실시한다. 동작이 익숙해지면 뻗는 다리의 각도를 높여 뻗어 내리면서 실시하면 더 운동 효과를 높일 수 있다.

TIP 고객이 다리를 엉덩이에서 멀어 지도록 해야 하며, 목 문제가 있는 고객을 위한 대안으로 적합하고 운동을 하는 동안 복부의 수축을 하고 어깨와 목을 편안하게 유지해야 한다.

Baby ARC Barrel

더블 레그 스트레치 (Double Leg Stretch)

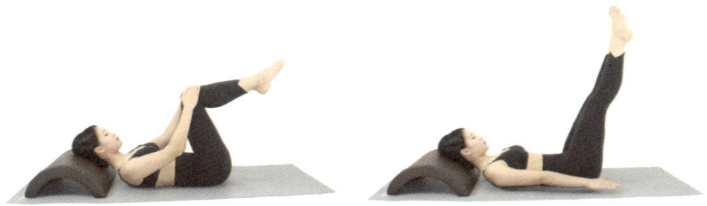

운동 목적
복부와 내전근 및 고관절의 움직임을 강화시키는 것을 목표

시작 자세
ARC에 누워 머리와 어깨를 ARC에 편안하게 대고 무릎과 발이 함께 테이블 상단 위치에 있고, 손을 무릎에 놓는다.

동작 설명
호흡을 내쉬면서 한 번에 한쪽 무릎을 테이블 탑 위치로 들어 올려 각 무릎에 손을 가볍게 대고 팔꿈치를 연다. 견갑골을 안정화한 다음 호흡을 마시며 양쪽 다리를 엉덩이에서 70° 각도로 뻗어내고 호흡을 내쉬며 다리를 완전히 곧게 펴고, 팔은 몸의 측면으로 나리고, 손가락 끝을 엉덩이 쪽으로 뻗고 어깨를 내려 준다.

 TIP 다리가 들어오고 나갈 때 클라이언트가 안정된 골반을 유지하도록 운동을 하는 동안 복부 수축하며 허리 통증을 주의해야 하며 어깨와 목을 편안하게 유지해야 한다.

롤링 라이크 어 볼 (Rolling Like A Ball)

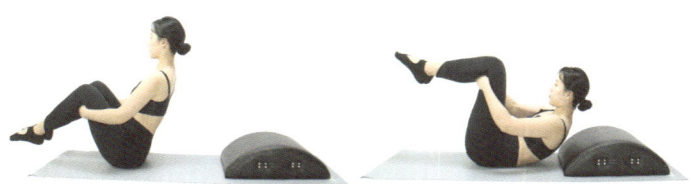

운동 목적
복부와 척추 분절의 유연성 및 움직임을 강화시키는 것을 목표

시작 자세
ARC앞에 무릎을 접고 양손으로 무릎 아래를 잡아준 상태에서 상체를 둥글게 말고 시작 자세를 취한다.

동작 설명
호흡을 들이마시며 복부를 수축하고 등을 둥글게 말아 뒤로 굴러 ARC 에 보조를 받아 호흡을 내쉬며 시작 위치로 다시 굴러 올라 온다.

TIP 다리를 차면서 몸의 반동을 사용하지 않도록 하면서 실시해야 한다.

Baby ARC Barrel

힙 롤 (Hip Rolls)

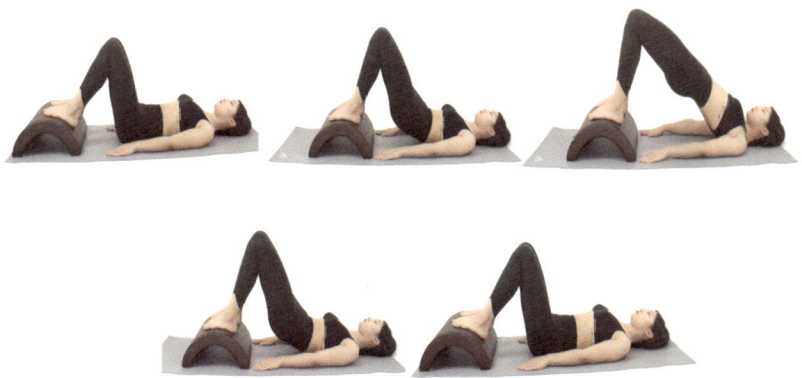

운동 목적
요추와 골반의 가동성 향상을 통한 척추 분절과 고관절의 움직임을 강화시키는 것을 목표

시작 자세
바로 누워서 골반과 척추 중립을 한 상태에서 무릎은 굴곡 시키고, 발은 ARC 위 부분에 위치한다. 다리는 엉덩이 넓이만큼 벌리고, 팔을 양옆으로 뻗은 상태에서 손바닥은 아래로 향하고 견갑골은 안정화 시킨다.

동작 설명
호흡을 들이마시며 척추를 늘어뜨리고 호흡을 내쉬며 상부 흉추에 체중이 실릴 때까지 매트 위에서 꼬리 뼈에서부터 순차적으로 척추 분절 운동을 하며 요추가 신전 되어 중립을 넘어가지 않으면서 고관절은 가능한 많이 신전 시키고, 호흡을 들이마시며 자세 유지했다가 호흡을 내쉬며 흉추부터 순차적으로 매트 위로 굴곡하며 중립으로 돌아와서 3~5회 반복한다.

TIP 롤업 시 각각의 척추 분절이 분리되게 순차적으로 관절운동을 하고 롤 다운 시 분리되어 닿도록 해야 하며 과신전으로부터 요추를 유지하기 위해 복근 활성화를 유지하고 골반을 들기 위해 대둔근과 햄스트링을 활성화시켜야 하며 경추가 아닌 상부 흉추까지만 롤업을 시행해야 하고 목과 어깨의 긴장을 감소하기 위해 견갑골 안정화를 유지해야 하며 롤업과 롤 다운 중 다리 슬개골의 정렬을 유지해야 하고 체중이 발 바깥쪽에 실리면 안 된다.

펠빅 롤업 에드 암스 (Pelvic Roll Up Add Arms)

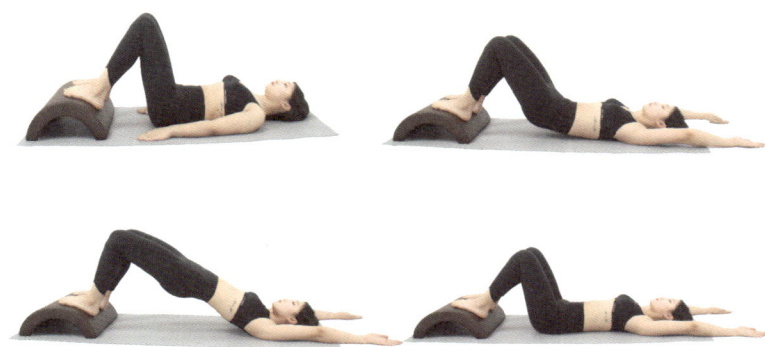

운동 목적
햄스트링과 둔근을 강화하면서 척추 분절의 움직임을 강화시키는 것을 목표

시작 자세
매트에 누워, 발을 ARC 위에 올린다. 다리는 엉덩이 넓이만큼 벌리고 다리를 평행하게 한다. 팔을 몸 옆에 놓고 척추와 골반을 중립에 놓는다.

동작 설명
호흡을 들이마시며 코어의 활성화를 시키고 호흡을 내쉬면서 양손을 들어 올려 머리 옆에 놓고 바닥을 누르며 꼬리뼈부터 말아 올리고 호흡을 들이 마시면서 역순으로 돌아와서 반복해서 실시한다.

TIP 골반을 들어 올려 허리의 아치가 과도하게 되어서는 안 되며 팔이 시작 자세로 돌아갈 때 매트에서 흉곽을 들어 올리지 말아야 하며 다리가 평행을 유지하고 척추가 매트에서 위 아래로 구르면서 무릎이 옆으로 흔들리지 않도록 해야 한다.

Baby ARC Barrel

펠빅 롤업 펠빅 틸트 (Pelvic Roll Up Pelvic Tilt)

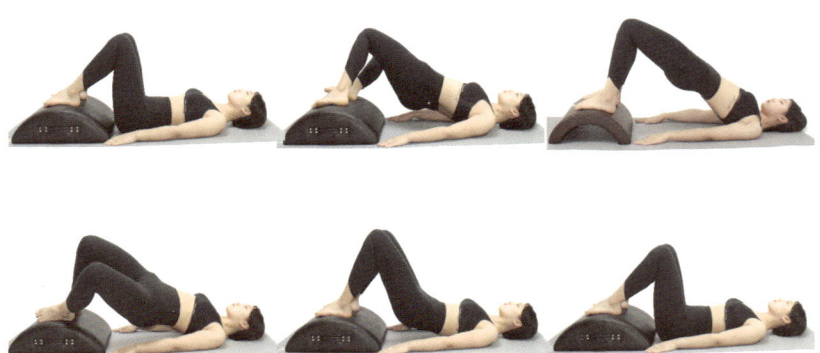

운동 목적
이 운동은 햄스트링과 둔근의 움직임을 강화시키는 것을 목표

시작 자세
매트에 누워, 발을 ARC 위에 올린다. 다리는 엉덩이 넓이로 벌리고 다리를 평행하게 한다. 팔은 몸 옆에 놓고 팔과 척추와 골반을 중립에 놓는다.

동작 설명
호흡을 들이마시며 코어의 활성화를 시키고 양 발은 ARC 위에 올려 놓고 바닥을 누르며 꼬리뼈부터 말아 올려 골반의 전상장골극이 무릎과 나란해질 때까지 척추를 말아 올리고 호흡을 내쉬며 한쪽 방향으로 무릎을 이동하여 회전하고 들이 마시면서 중립으로 돌아왔다가 시작 자세로 돌아와 반대쪽 방향을 실시한다.

TIP 상체, 어깨 및 목을 편안하게 유지하면서 고객이 척추를 통해 흉부 회전을 하도록 권장하며 골반을 들어 올려 허리의 아치가 과도하게 되어서는 안 된다. 팔이 시작 자세로 돌아갈 때 매트에서 흉곽을 들어 올리지 말아야 하며 다리가 평행을 유지하고 척추가 매트에서 위 아래로 구르면서 무릎이 옆으로 흔들리지 않도록 해야 하고 골반이 회전함에 따라 허리를 아치형으로 만들지 않도록 주의한다.

펠빅 롤업 싱글 레그 리프트 (Pelvic Roll Up Single Knee Lift)

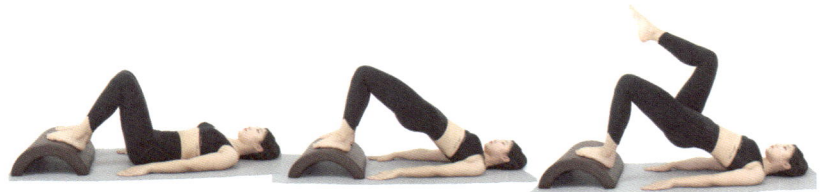

운동 목적
이 운동은 햄스트링, 내전근 및 둔근의 움직임을 강화시키는 것을 목표

시작 자세
매트에 누워서 발을 ARC 반 아래에 무릎을 모아 올려 놓고 팔을 몸 옆에 위치한 상태에서 척추와 골반을 중립에 놓는다.

동작 설명
호흡을 들이마시며 코어의 활성화를 시키고 호흡을 내쉬면서 전상장골극 뼈가 무릎과 나란해질 때까지 척추를 말아 올린다. 호흡을 들이마시며 골반은 유지한다. 한쪽 다리를 무릎을 접은 상태를 유지하며 가슴 쪽으로 90° 각도로 들어 올린다. 내쉬며 제자리로 돌아와 호흡을 들이마시며 반대쪽을 실시하고 내쉬면서 시작 자세로 돌아가서 반복해서 실시한다.

TIP 골반을 너무 높이 들어 올려 과도한 허리 아치가 돼서는 안 되며 발 사이에 발의 무게의 균형을 느끼고, 다리를 평행하게 유지하고 무릎이 흔들리지 않도록 해야 한다.

Baby ARC Barrel

펠빅 롤업 싱글 레그 플러스 업
(Pelvic Roll Up Single Leg Pulses Up)

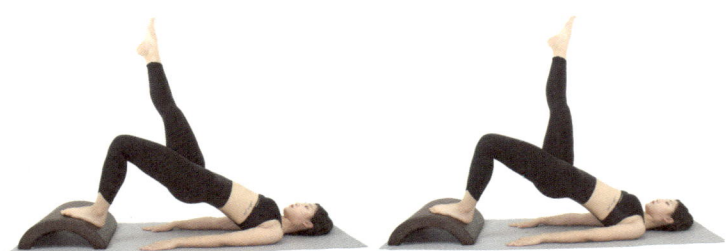

운동 목적
이 운동은 척추를 동원하고, 코어와 골반의 안정성, 햄스트링, 고관절 및 둔근을 강화하는 것을 목표

시작 자세
매트에 누워서 발을 ARC 상단 반 아래에 무릎을 모아 올려놓는다. 팔은 몸 옆에 위치한 상태에서 척추와 골반을 중립에 놓고 한쪽 다리를 펴서 들고, 엉덩이를 들어 올린다.

동작 설명
호흡을 하면서 들어 올린 다리를 가슴 쪽으로 90° 각도로 끌어당기며 위쪽으로 뻗었다가 내리며 10회 정도 반복하고, 호흡을 마시며 들고 있던 다리를 ARC 위에 내려놓고 반대쪽 다리를 실시한다.

TIP 고객이 올바른 무릎 정렬을 유지하도록 권장하며 다리가 확장될 때 골반 정렬을 유지한다.

펠빅 롤업 싱글 레그 서클 (Pelvic Roll Up Single Leg Circles)

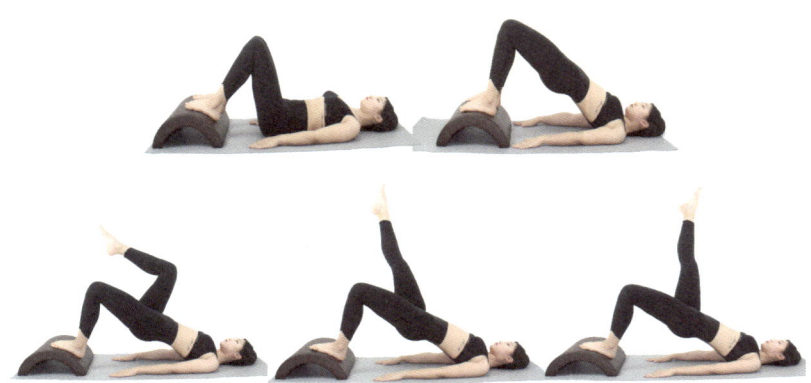

운동 목적
이 운동은 척추를 동원하고 코어와 골반 안정성과 햄스트링, 고관절 및 둔근의 직임을 강화시키는 것을 목표

시작 자세
매트에 누워서 발을 ARC에 상단의 반쯤 아래에 무릎을 모아 올려놓고 팔을 몸 옆에 위치한 상태에서 척추와 골반을 중립에 놓는다.

동작 설명
호흡을 들이마시고 코어의 활성화를 시키고 호흡을 내쉬면서 전상장골극 뼈가 무릎과 나란해질 때까지 척추를 말아 올리고, 호흡을 들이마시고 골반은 유지하며 한쪽 다리는 무릎을 접은 상태를 유지하며 가슴 쪽으로 90° 각도로 들어 올리고, 호흡을 내쉬고 접고 있던 무릎을 펴준다. 5회 작은 원을 시계 방향으로 돌린 다음 호흡을 들이마시며 5개의 작은 원을 반대 방향으로 돌리고 호흡을 내쉬며 들고 있던 발을 다시 ARC에 내리고 반대쪽 다리를 실시한다.

TIP 골반을 너무 높이 들어 올려 허리가 과도한 아치형이 되어서는 안 되며 무릎이 가슴 쪽으로 접힐 때 골반의 수평을 유지하며 척추가 매트에서 위아래로 구르면서 무릎이 옆으로 흔들리지 않도록 해야 한다.

Baby ARC Barrel

힙 플렉서 스트레치 오버 아크
(Hip Flexor Stretch Over ARC)

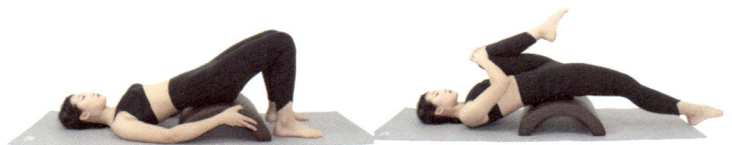

운동 목적
고관절 굴곡근인 장요근을 스트레칭 시키는 것을 목표

시작 자세
ARC에 골반을 올리고 바닥에 누워서 ARC를 양손으로 잡고 시작 자세를 취한다.

동작 설명
한쪽 무릎을 접어 가슴 쪽으로 당기고 양손으로 잡아준다. 반대쪽 다리를 뻗어 주고, 호흡을 5~10회 실시 후 호흡을 내쉬고 다리를 바꾸어 실시한다.

TIP 반동을 사용하지 말고, 펴고 있는 다리가 바닥에서 들리지 않도록 실시해야 한다.

토 탭 (Toe Taps)

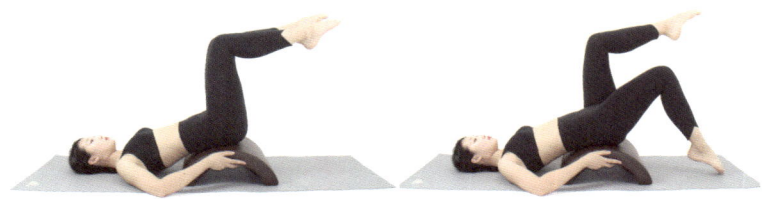

운동 목적
복부와 고관절을 강화시키면서 골반과 코어 안정성을 강화시키는 것을 목표

시작 자세
ARC에 골반을 올리고 바닥에 누워서 ARC를 양손으로 잡는다. 양쪽 무릎을 접어 "테이블 탑" 자세를 취한다.

동작 설명
호흡을 들이마시며 코어를 활성화하고, 호흡을 내쉬면서 한쪽 발끝을 바닥으로 내려 터치 한다. 호흡을 들이마시며 시작 자세로 돌아와 내쉬면서 반대쪽 다리를 터치하고 반복해서 번갈아 가면서 실시한다.

 TIP 반동 없이 발끝을 터치해야 하며, 응용동작으로 발등을 당겨 뒤꿈치로 터치하면 더 효과적이다.

Baby ARC Barrel

힐 슬라이드 (Heel Slide)

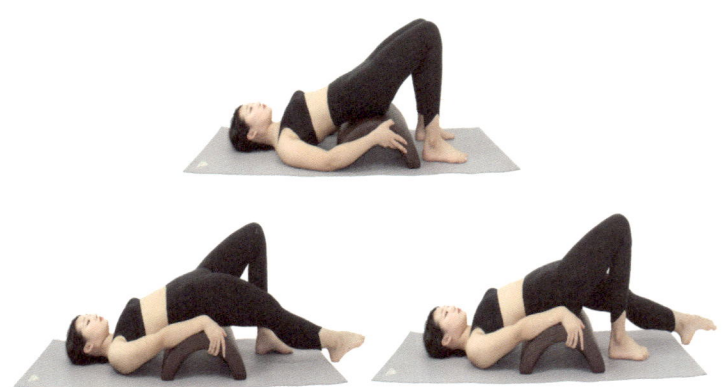

운동 목적
복부와 고관절의 안정성을 높이고, 고관절 신전근을 강화시키는 것을 목표

시작 자세
ARC에 골반을 올리고 바닥에 누워서. ARC를 양손으로 잡고 시작 자세를 취한다.

동작 설명
호흡을 들이마시며 코어를 활성화하고, 호흡을 내쉬면서 한쪽 뒤꿈치를 바닥을 스치면서 뻗어 준다. 호흡을 들이마시며 시작 자세로 돌아와 내쉬면서 반대쪽 다리를 스치면서 뻗어 주고 반복해서 번갈아 가면서 실시한다.

TIP 바닥을 미끄러지듯이 살짝 들고 코어를 활성화하며 골반 정렬을 유지한 상태에서 실시한다.

싱글 레그 스트레치 (Single Leg Stretch)

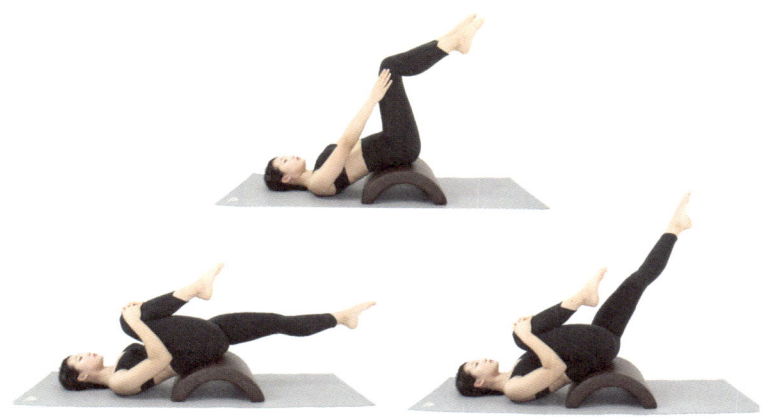

운동 목적
복부와 고관절의 안정성을 높이고, 고관절 굴곡근과 신전근을 강화시키는 것을 목표

시작 자세
ARC에 골반을 올리고 바닥에 누워서 ARC를 양손으로 잡고 양쪽 무릎을 접어 "테이블 탑" 자세를 취한다.

동작 설명
호흡을 내쉬며 한쪽 무릎을 잡아당기면서 양손으로 잡아주고, 반대쪽 다리는 아래쪽으로 뻗어 준다. 호흡을 들이마시며 뻗고 있는 다리를 들어 올린다. 호흡을 내쉬며 다시 역순으로 시작 자세로 돌아와 반대쪽을 번갈아 가면서 실시한다.

> **TIP** 다리를 바닥에서 들어 올릴 때 반동 없이 실시해야 하며 골반의 정렬을 유지하며 실시한다.

Baby ARC Barrel

레그 크로스 스트레치 (Leg Cross Stretch)

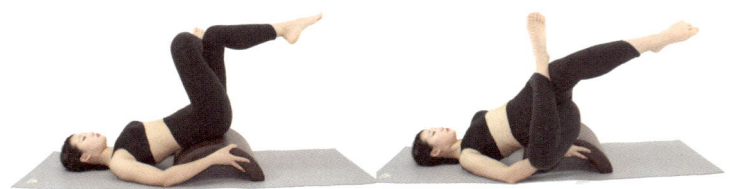

운동 목적
이상근과 요방형근을 스트레칭 시키며 복사근을 강화시키는 것을 목표

시작 자세
ARC에 골반을 올리고 바닥에 누워서 ARC를 양손으로 잡는다. 한쪽 다리를 무릎을 접어 반대쪽 다리의 무릎 위에 올리고 테이블 탑 자세를 취한다.

동작 설명
호흡을 내쉬며 올리고 있는 다리 쪽으로 골반과 다리를 회전 시키고, 호흡을 들이마시며 시작자세로 돌아가 호흡을 내쉬며 반대쪽으로 회전해서 5~10회 실시 후 다리를 바꾸어 반대쪽 다리를 실시한다.

TIP 골반을 움직이는 동안 양 어깨가 바닥에서 떨어지지 않도록 정렬 상태를 유지하며 실시한다.

숄더 브릿지 (Shoulder Bridge)

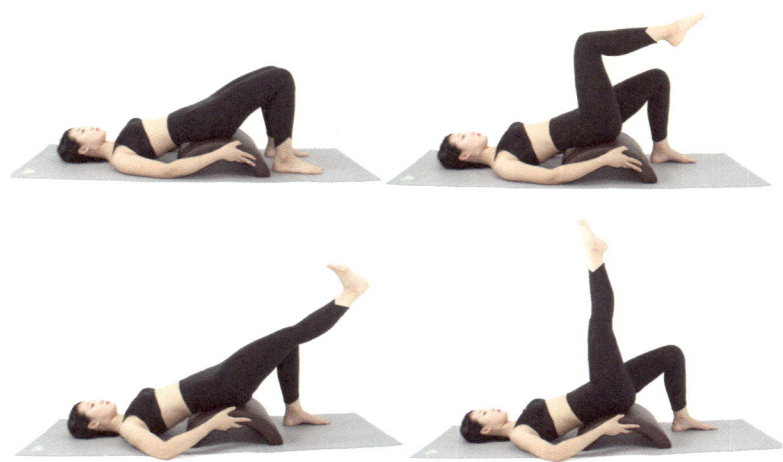

운동 목적
몸통과 골반의 안정성과 고관절의 신전과 굴곡근을 강화시키는 것을 목표

시작 자세
ARC에 골반을 올리고 바닥에 누워서 ARC를 양손으로 잡고 시작 자세를 취한다.

동작 설명
호흡을 들이마시며 한쪽 다리를 무릎을 접어 직각이 되도록 들어 올린다. 호흡을 내쉬며 접고 있던 무릎을 사선 방향으로 발등을 당기며 뻗어 준다. 호흡을 들이마시며 발목을 뻗으며 들어 올린다. 호흡을 내쉬며 역순으로 돌아와 반대쪽 다리를 실시하고 번갈아 가면서 실시한다.

TIP 움직임 시 발목의 정렬을 유지하고, 다리를 평행하게 뻗어주며 실시한다.

Baby ARC Barrel

싱글 레그 서클 (Single Leg Circles)

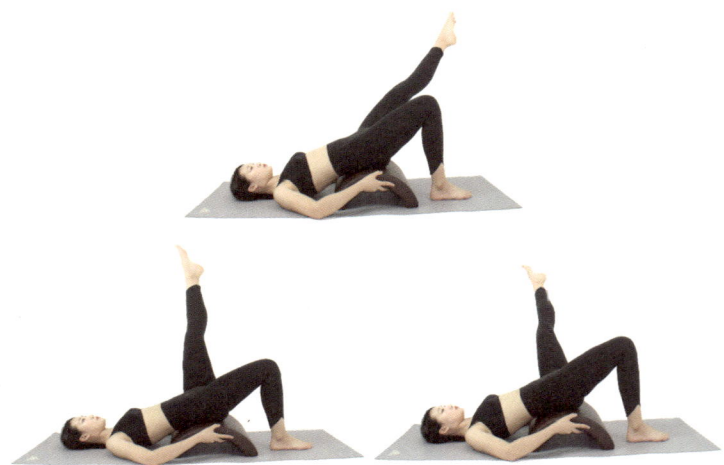

운동 목적
고관절 굴곡 및 대퇴사두근을 강화하고 골반의 안정성을 향상시키는 것을 목표

시작 자세
ARC에 골반을 올리고 매트에 누워 양손으로 ARC를 잡고 한쪽 다리를 뻗어 올리고 시작 자세를 취한다.

동작 설명
호흡을 내쉬면서 시계방향으로 5회 회전 후 들이마시며 반대 방향으로 5회 회전 후 시작 자세로 돌아와 호흡하며 반대쪽 다리를 실시한다.

TIP 원을 그릴 때 과도하게 해서는 안 되며 골반의 정렬을 유지할 수 있는 만큼만 실시해야 한다.

숄더 브릿지 레그 레이즈 (Shoulder Bridge Leg Raise)

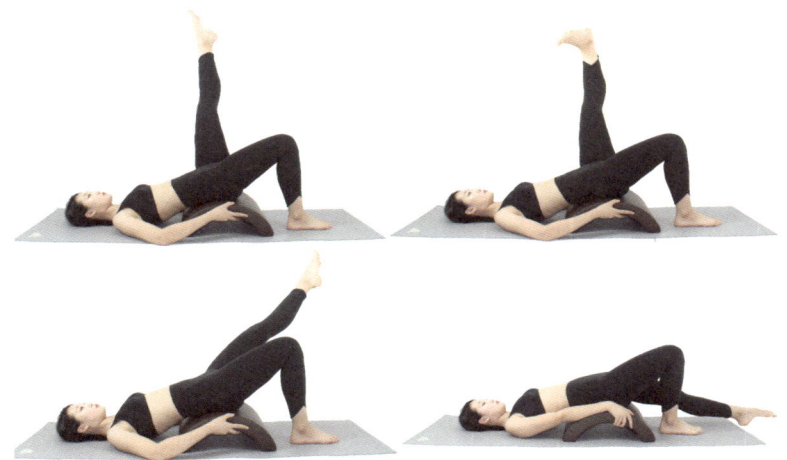

운동 목적
고관절 굴곡과 대퇴 사두근을 강화시키고 골반의 안정성을 향상시키는 것을 목표

시작 자세
ARC에 골반을 올리고 매트에 누워 양손으로 ARC를 잡고 한쪽 다리를 뻗어 올리고 시작 자세를 취한다.

동작 설명
호흡을 내쉬면서 발등을 몸 쪽으로 잡아당기며 반대편 무릎 높이까지 내린다. 호흡을 들이마시며 발끝을 뻗어 발뒤꿈치가 바닥에 닿을 때까지 내리고, 다시 호흡을 내쉬며 시작자세로 돌아가 5~10회 실시 후 반대쪽 다리를 실시한다.

TIP 발등을 당기거나 뻗어 주는 것 이외에도 원을 그려주면서 실시하면 더 효과적이다.

Baby ARC Barrel

오픈/클로즈 (Open/Close)

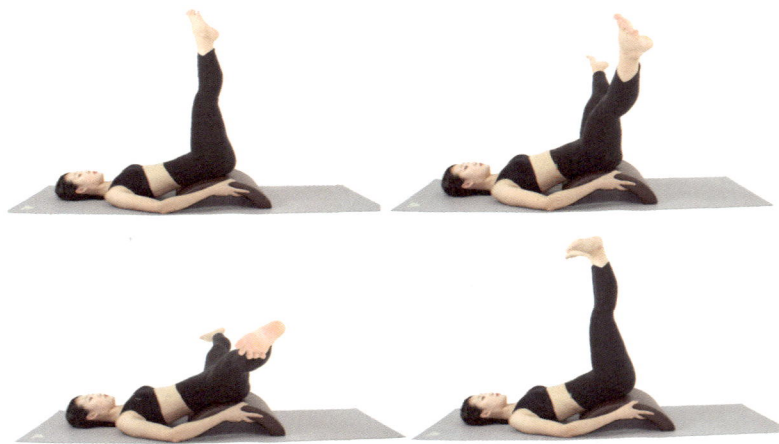

운동 목적
내전근과 고관절을 강화시키고 스트레칭 시키는 것을 목표

시작 자세
ARC에 골반을 올리고 매트에 누워 양손으로 ARC를 잡고 양쪽 다리를 뻗어 수직으로 올려서 시작 자세를 취한다.

동작 설명
호흡을 내쉬면서 양쪽으로 다리를 벌려 주면서 발끝을 몸 쪽으로 당긴다. 호흡을 들이마시며 벌렸던 다리를 모아주고 반복해서 실시한다.

TIP 반동 없이 실시해야 하며 무리한 동작으로 고관절 통증에 주의해야 한다.

시져 (Scissors)

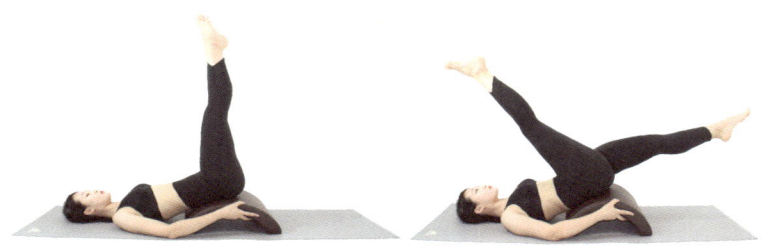

운동 목적
몸통의 안정성과 고관절의 굴곡 신전근 강화시키는 것을 목표

시작 자세
ARC에 골반을 올리고 바닥에 누워 양손으로 ARC를 잡고 양쪽 다리를 뻗어 수직으로 올리고 시작 자세를 취한다.

동작 설명
호흡을 내쉬면서 다리를 교차하며 한쪽 다리를 가슴 쪽으로 들어 올리고, 반대쪽 다리는 아래쪽으로 뻗어 준다. 호흡을 들이마시며 벌렸던 다리를 모아주고 교차하며 반복해서 실시 한다.

TIP 목이 아닌 흉추에 체중을 유지하며, 무릎을 굴곡하지 말고 최대한 피면서 실시해야 한다.

Baby ARC Barrel

바이시클 (Bicycle)

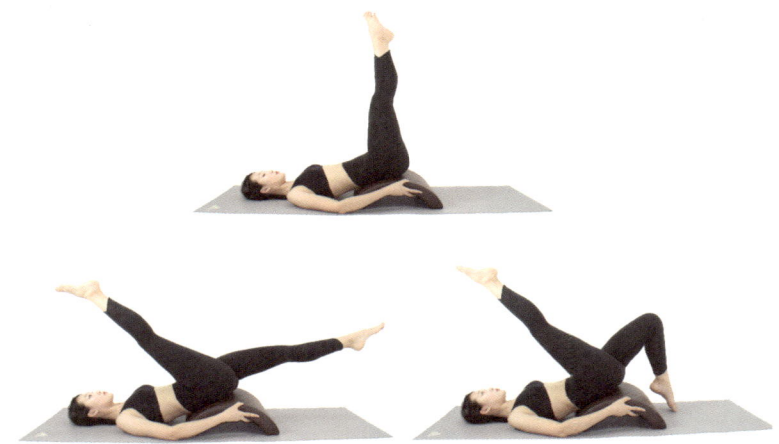

운동 목적
몸통의 안정성과 고관절의 굴곡 신전근 강화시키는 것을 목표

시작 자세
ARC에 골반을 올리고 매트에 누워 양손으로 ARC를 잡고 양쪽 다리를 뻗어 수직으로 올려서 시작 자세를 취한다.

동작 설명
호흡을 내쉬면서 다리를 교차하며 한쪽 다리를 가슴 쪽으로 들어 올리고, 반대쪽 다리는 아래쪽으로 뻗어주며 자전거를 타듯이 무릎을 접어 발끝으로 바닥을 터치한다. 호흡을 들이마시며 양 다리를 자전거를 타듯이 무릎을 접어 교차하며 위치를 바꿔주고 반복해서 **실시한다**.

TIP 다리를 교차할 때 무릎을 굴곡하지 말고 최대한 피면서 실시해야 한다.

바이시클2 (Bicycle 2)

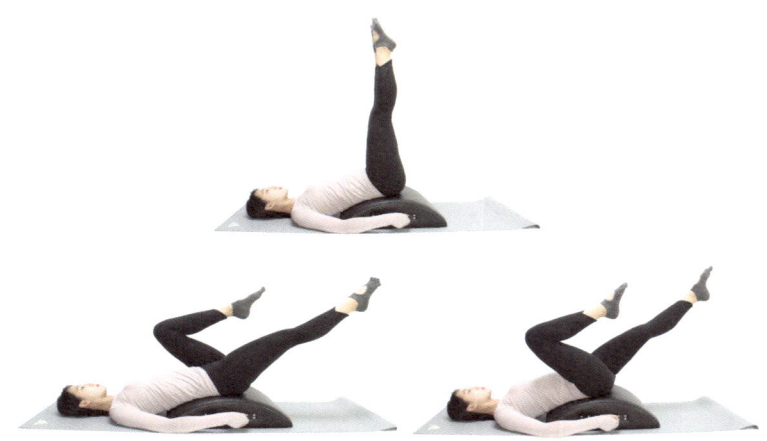

운동 목적
몸통의 안정성과 고관절의 굴곡 신전근 강화시키는 것을 목표

시작 자세
ARC에 골반을 올리고 매트에 누워 양손으로 ARC를 잡고 양쪽 다리를 뻗어 수직으로 올리고 시작 자세를 취한다.

동작 설명
호흡을 내쉬면서 다리를 교차하며 한쪽 다리의 무릎을 접어 가슴 쪽으로 들어 올리고, 반대쪽 다리는 아래쪽으로 뻗어준다. 호흡을 들이마시며 시작 자세로 돌아왔다가 호흡을 내쉬면서 반대 다리를 교차하며 반복해서 실시한다.

> **TIP** 무릎을 가슴 쪽으로 잡아당길 때 반동없이 하며, 다리를 뻗을 때 무릎을 구부리지 않아야 한다.

Baby ARC Barrel

스몰 워킹 (Small Walking)

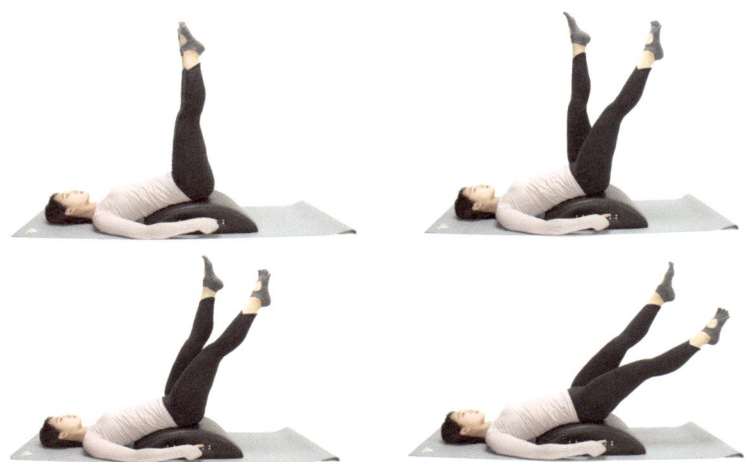

운동 목적
골반의 안정성과 복부와 고관절을 강화시키는 것을 목표

시작 자세
ARC에 골반을 올리고 매트에 누워 양손으로 ARC를 잡고 양쪽 다리를 뻗어 수직으로 올리고 시작 자세를 취한다.

동작 설명
호흡을 내쉬면서 한쪽 다리를 약간 내려주고, 호흡을 들이마시며 반대쪽 다리도 따라서 내린다. 호흡을 하며 종종걸음을 걷듯이 반복해서 실시하며 들고 있는 다리의 각도를 내리면서 실시한다.

TIP 하이힐을 신고 종종걸음을 걷는다고 생각하고 짧게 단계별로 실시한다.

윈드밀 (Windmill)

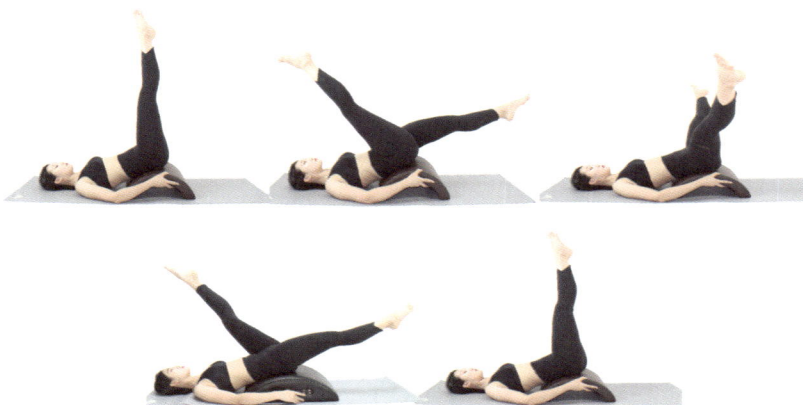

운동 목적
골반의 안정성과 고관절의 가동성을 향상시키는 것을 목표

시작 자세
ARC에 골반을 올리고 매트에 누워 양손으로 ARC를 잡고 양쪽 다리를 뻗어 수직으로 올리고 시작 자세를 취한다.

동작 설명
호흡을 내쉬며 ARC 위에 골반을 안정화하고 한 쪽 다리를 엉덩이가 신전 되도록 뻗는다. 반대쪽 다리는 엉덩이가 굴곡되도록 가슴 쪽으로 가져온다. 그다음 양옆으로 다리를 벌리고, 회전을 하며 서클을 그린다. 호흡을 들이마시며 시작 자세로 돌아와서 반복해서 실시한다.

TIP 임프린트 자세를 유지하기 위해 복사근 활성화를 유지하며 균일하게 대칭으로 운동해야 한다.

Baby ARC Barrel

내리기 & 들기 (Lower & Lift)

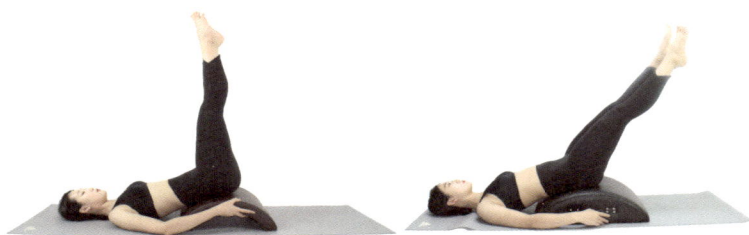

운동 목적
몸통의 안정성과 고관절의 굴곡 신전근 강화시키는 것을 목표

시작 자세
ARC에 골반을 올리고 매트에 누워 양손으로 ARC를 잡고 양쪽 다리를 뻗어 수직으로 올리고 시작 자세를 취한다.

동작 설명
호흡을 내쉬면서 들어 올리고 있는 양 발을 천천히 내려 준다. 호흡을 들이마시며 시작자세로 돌아와 반복해서 실시한다.

TIP 움직이는 동안 내전근의 힘을 유지하며 실시해야 한다.

프로그 (Frog)

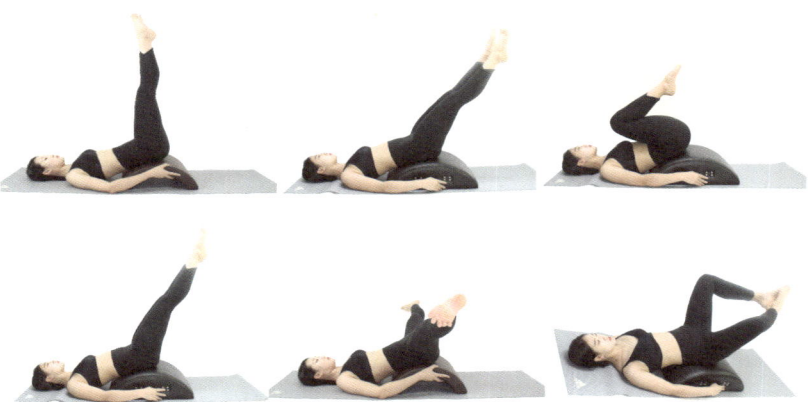

운동 목적
몸통의 안정성과 고관절의 가동성 향상과 굴곡 신전근 강화시키는 것을 목표

시작 자세
ARC에 골반을 올리고 매트에 누워 양손으로 ARC를 잡고 양쪽 다리를 뻗어 수직으로 올리고 시작 자세를 취한다.

동작 설명
호흡을 내쉬면서 들어 올리고 있는 양 발을 천천히 내려 준다. 호흡을 들이마시며 발은 붙이고 유지한 상태에서 무릎을 가슴 쪽으로 당겨 준다. 호흡을 다시 내쉬며 다리를 모아서 뻗어주고 호흡을 들이마시며 발등을 당겨 양옆으로 벌려준다. 호흡을 내쉬며 발을 모아준다. 무릎을 벌려 시작자세로 돌아가 반복해서 실시한다.

TIP 운동을 하는 동안 다리의 외회전과 임프린트를 유지하며 복사근을 활성화해줘야 한다.

Baby ARC Barrel

더블 니 로워 (Double Knee Lowers)

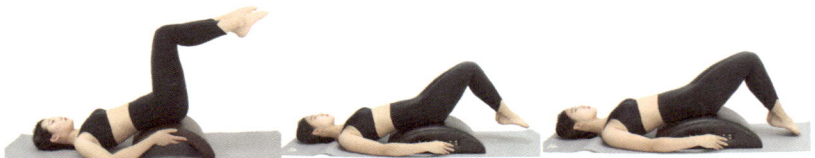

운동 목적
골반의 안정성과 복부, 내전근 및 고관절 근육을 강화시키는 것을 목표

시작 자세
ARC에 골반을 올리고 매트 바닥에 누워서 ARC를 양손으로 잡고 양쪽 무릎을 접어 "테이블 탑" 자세를 취한다.

동작 설명
호흡을 들이마시며 코어를 활성화하고, 호흡을 내쉬면서 양쪽 발끝을 바닥으로 내려 터치한다. 호흡을 들이마시며 시작 자세로 돌아와 반복해서 실시한다.

TIP 운동을 하는 동안 복부의 수축을 유지할 수 있는 위치까지 다리를 낮추어야 효과적이다.

롤링 스트레치 니 인/아웃 (Rolling Stretch Knees In/Out)

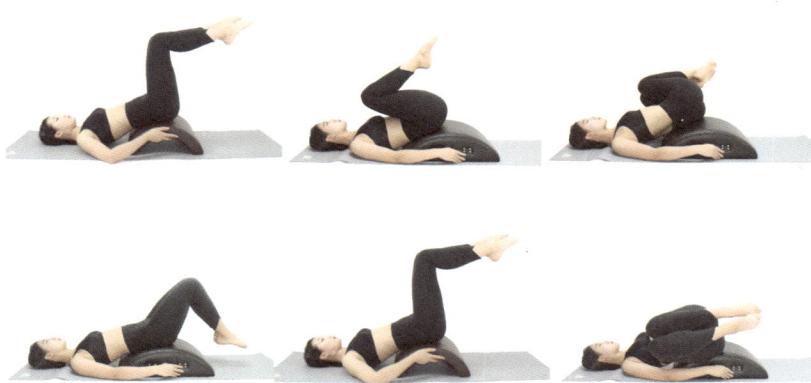

운동 목적
골반의 안정성과 복부와 복사근 및 고관절 근육을 강화시키는 것을 목표

시작 자세
ARC에 골반을 올리고 바닥에 누워서 ARC를 양손으로 잡고 양쪽 무릎을 접어 "테이블 탑" 자세를 취한다.

동작 설명
호흡을 들이마시며 코어를 활성화하고, 호흡을 내쉬면서 양쪽 무릎을 가슴 쪽으로 끌어당기며 한쪽 사선 방향으로 당겨 준다. 호흡을 들이마시며 시작 자세로 돌아왔다가 내쉬며 양 발의 끝으로 바닥을 터치한다. 호흡을 다시 들이마시며 반대쪽 사선으로 끌어당겨 주고 반복해서 번갈아 가면서 실시한다.

TIP 운동을 하는 동안 복부가 다리의 하중을 조절할 수 있는 한 다리를 낮추어야 효과적이다.

Baby ARC Barrel

사선으로 높이 차기 (Oblique Can-Cans)

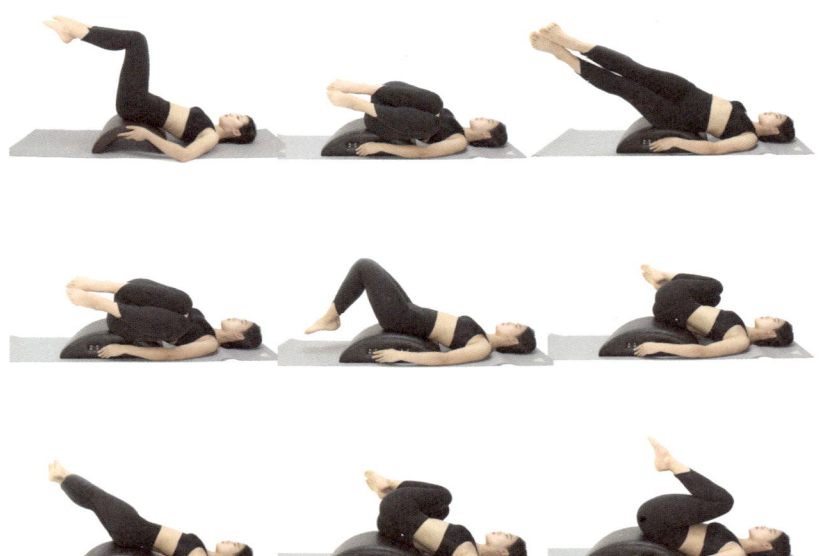

운동 목적
골반의 안정성과 복부와 복사근 및 고관절 굴곡 신전근을 강화시키는 것을 목표

시작 자세
ARC에 골반을 올리고 매트 바닥에 누워서 ARC를 양손으로 잡고 양쪽 무릎을 접어 테이블 탑 자세를 취한다.

동작 설명
호흡을 들이마시며 코어를 활성화하고, 호흡을 내쉬면서 양쪽 무릎을 사선 가슴 쪽으로 끌어 당긴다. 한쪽 사선 방향으로 뻗어주고 호흡을 들이마시며 시작 자세로 돌아왔다가 반대쪽 방향을 반복해서 번갈아 가면서 실시한다.

TIP 운동을 하는 동안 임프린트를 유지하고 척추의 과도한 회전을 제한하야 실시해야 한다.

젝 나이프 (Jack Knife)

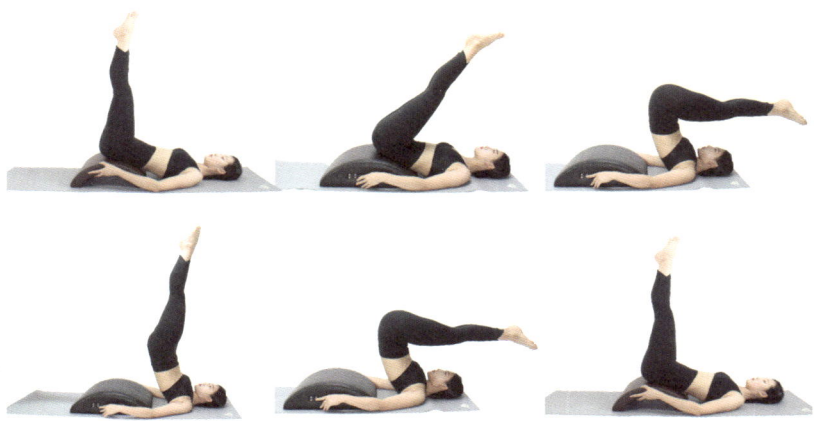

운동 목적
척추 분절의 기능 향상과 고관절 근육을 강화시키는 것을 목표

시작 자세
ARC에 골반을 올리고 바닥에 누워 양손으로 ARC를 잡고 양쪽 다리를 뻗어 수직으로 올리고 시작 자세를 취한다.

동작 설명
호흡을 들이마시며 코어를 활성화하고, 호흡을 내쉬면서 양쪽 다리를 가슴 쪽으로 끌어 당기며 천천히 머리 뒤 바닥으로 발끝을 내린다. 호흡을 들이마시며 양 발 끝을 들어 올려 호흡을 내쉬며 천장을 향하게 뻗어 준다. 다시 호흡을 들이마시며 천천히 머리 위로 내렸다가 시작 자세로 돌아와서 반복해서 실시한다.

TIP 목이나 허리, 고관절에 통증이 있는 고객은 피해야 하는 동작이다.

Baby ARC Barrel

롤 오버 (Roll Over)

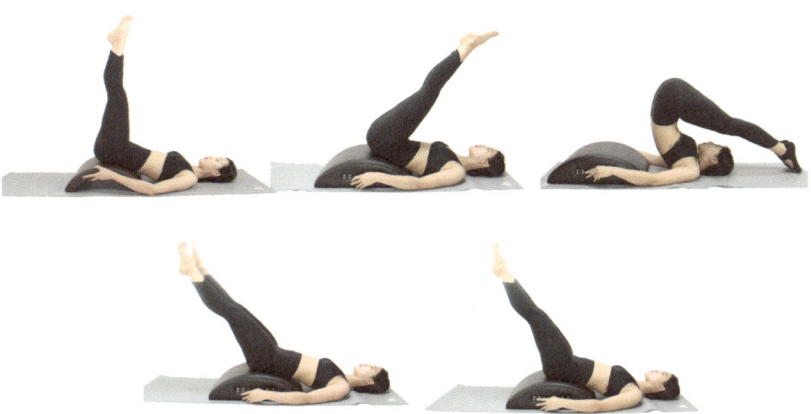

운동 목적
척추 분절의 기능 향상과 고관절 근육을 강화시키는 것을 목표

시작 자세
ARC에 골반을 올리고 매트 바닥에 누워서 ARC를 양손으로 잡고 양쪽 다리를 들어 올리고 시작 자세를 취한다.

동작 설명
호흡을 들이마시며 코어를 활성화하고, 호흡을 내쉬면서 양쪽 다리를 가슴 쪽으로 끌어 당기며 천천히 머리 뒤 바닥으로 발끝을 내린다. 호흡을 들이마시며 양 발 끝을 들어 올리고 호흡을 내쉬며 시작 위치로 돌아가면서 다리를 벌렸다가 시작 자세로 돌아와서 반복해서 실시한다.

TIP 척추 분절 운동을 할 때 복근을 사용하는 대신 다리의 무게를 이용하고, 경추가 아닌 상부 흉추부터 순차적으로 분절하며 운동을 한다.

롤 오버 프랩 (Roll Over Prep)

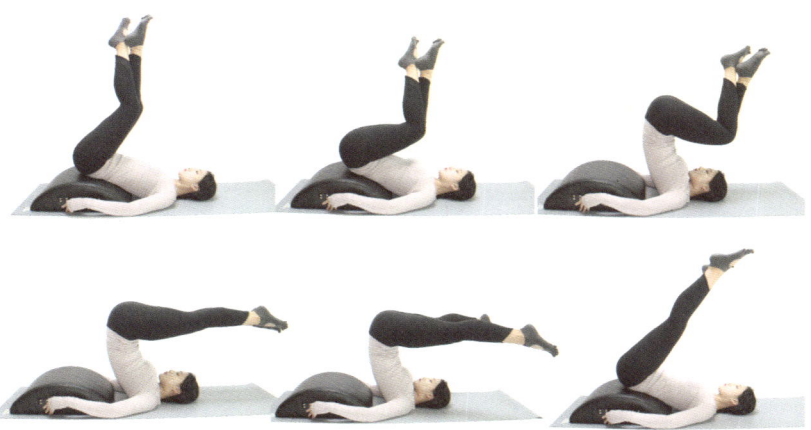

운동 목적
복부 근력과 요추 움직임 기능 향상과 고관절 근육을 강화시키는 것을 목표

시작 자세
ARC에 골반을 올리고 매트 바닥에 누워서 ARC를 양손으로 잡고 양쪽 발등을 교차해서 무릎을 구부리고 들어 올려 시작 자세를 취한다.

동작 설명
호흡을 들이마시며 코어를 활성화하고, 호흡을 내쉬면서 양쪽 무릎을 가슴 쪽으로 끌어 당기며 천천히 머리 뒤로 무릎을 펴서 뻗는다. 호흡을 들이마시며 양 발을 어깨너비로 벌리고 호흡을 내쉬며 천장을 향해 들어 올린다. 호흡을 들이마시며 시작 자세로 돌아와서 반복해서 실시한다.

TIP ARC에서 천골과 요추를 약간 떨어뜨려 롤 해야 하며 반동없이 실시해야 한다.

Baby ARC Barrel

코르크 스크류 (Corkscrew)

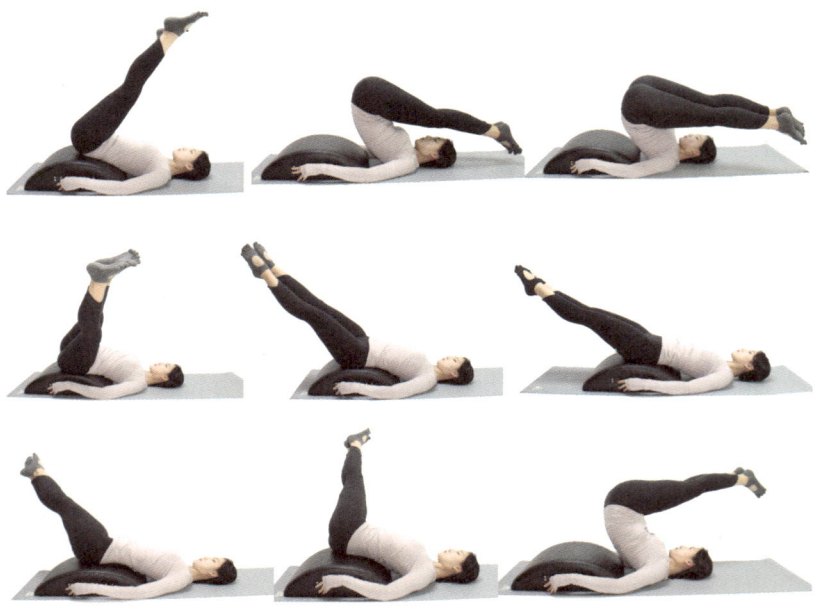

운동 목적
주요 코어 근육의 근력과 요추 움직임 기능 향상과 고관절 근육을 강화시키는 것을 목표

시작 자세
ARC에 골반을 올리고 매트 바닥에 누워서 ARC를 양손으로 잡고 두발을 모아서 머리 앞으로 뻗어 올려 시작 자세를 취한다.

동작 설명
호흡을 내쉬며 몸통 쪽으로 다리를 접으며 잡아당긴 후 한쪽 사선 방향으로 이동해서 호흡을 들이마시며 들어올려서 골반 아래까지 내리고 반대쪽 방향으로 이동한 후 호흡을 내쉬며 머리 위까지 끌어 당긴다. 호흡을 들이마시며 시작위치로 돌아가서 반복해서 실시한다.

TIP 롤업과 롤 다운 동작을 할 때 척추분절을 하며 다리로 원을 그리면서 반동 없이 실시한다.

스파인 스트레치 포워드 (Spine Stretch Forward)

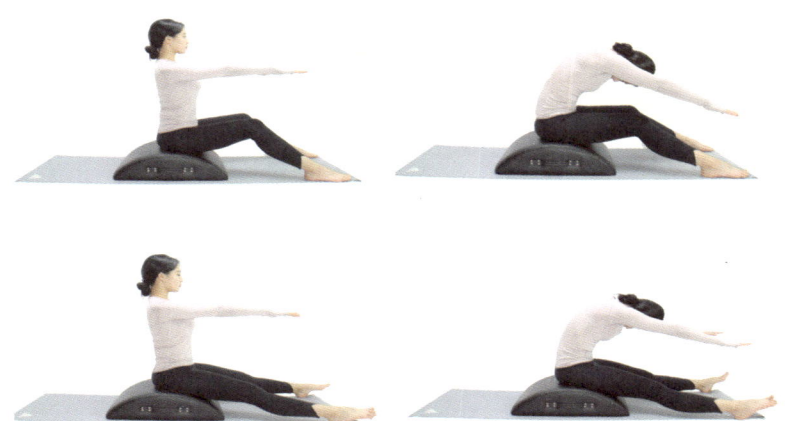

운동 목적
척추 분절의 유연성과 익상견갑을 개선 및 견갑골의 움직임을 향상시키는 것을 목표

시작 자세
ARC의 위에 끝 부분에 앉아서 다리를 펴고, 상체를 곧게 세우고, 양손을 가슴 앞으로 뻗고 시작 자세를 취한다.

동작 설명
호흡을 내쉬며 고개를 숙여 척추를 분절하며 양팔을 앞으로 뻗는다. 호흡을 들이마시며 시작위치로 돌아가서 반복해서 실시한다.

TIP 허리에 부담이 간다면 무릎을 살짝 접고 실시하고, 점차 필 수 있도록 노력해야 한다.

Baby ARC Barrel

헌드레드 (Hundred)

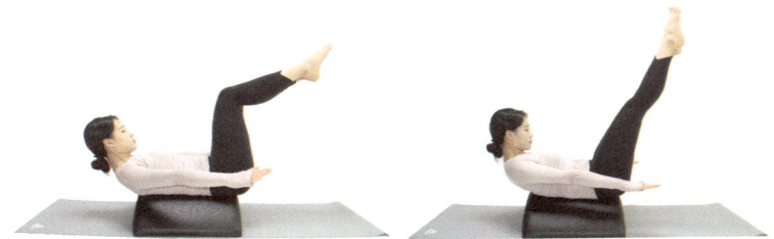

운동 목적
심폐 기능 향상 및 코어의 움직임을 강화시키는 것을 목표

시작 자세
ARC위에 누워 머리와 어깨를 들어 올리고 무릎과 발은 "테이블 탑" 자세를 취하고, 팔을 몸의 옆쪽에 놓고 시작 자세를 취한다.

동작 설명
호흡을 들이마시며 코어를 활성화하고 호흡을 내쉬고 어깨를 연 상태로 유지하고 5번 동작하고 다시 들이마셨다 내쉬며 다시 5번 동작하고 움직임을 반복해서 실시한다.

> **TIP** 견갑골 안정화를 사용하여 편안한 목을 유지하고 어깨와 목을 편안하게 유지한다. 팔을 길게 하고 작은 발자국을 유지하며 고관절을 편안하게 하고 골반을 중립으로 유지해야 한다.

롤 다운 위드 리치 (Roll Down With Reach)

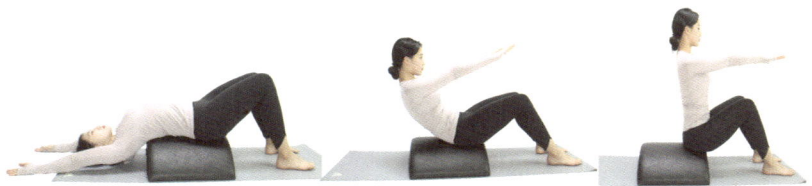

운동 목적
척추 분절 능력 향상과 흉추 신전과 견갑골의 움직임을 강화시키는 것을 목표

시작 자세
ARC의 위에 끝 부분에 앉아서 다리를 접는다. 상체를 곧게 세우고, 양손을 가슴 앞으로 뻗어 시작 자세를 취한다.

동작 설명
호흡을 내쉬며 요추부터 척추를 분절한다. 턱을 당긴 상태에서 ARC에 요추 하부를 내려놓는다. 호흡을 들이마시며 양손을 머리 위로 들어 올리며 뻗어 준다. 호흡을 내쉬며 역순으로 시작자세로 돌아와 3~5회 반복해서 실시한다.

TIP 반동을 사용하지 않고, 어깨와 승모근의 과도한 긴장을 피하며 실시한다.

Baby ARC Barrel

롤 다운 위드 리치 (Roll Down with Twist Reach)

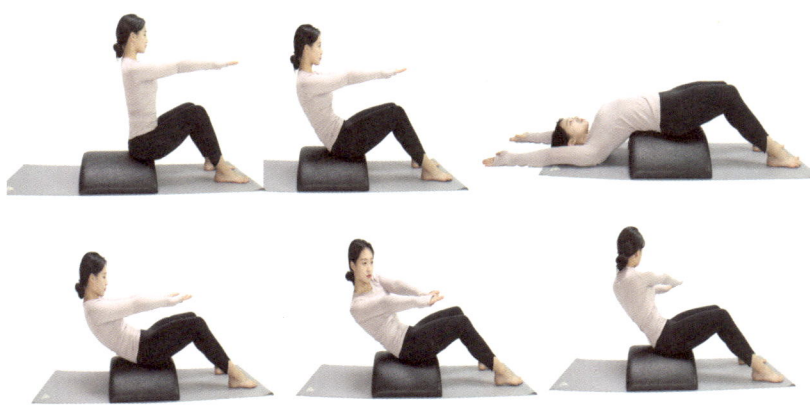

운동 목적
척추 분절 능력 향상과 흉추 신전과 견갑골의 움직임을 강화시키는 것을 목표

시작 자세
ARC의 위에 끝 부분에 앉아서 다리를 접는다. 상체를 곧게 세우고, 양손을 가슴 앞으로 뻗고 시작 자세를 취한다.

동작 설명
호흡을 내쉬며 요추부터 척추를 분절한다. 턱을 당긴 상태에서 ARC의 요추 하부를 내려놓는다. 호흡을 들이마시며 양손을 머리 위로 들어 올리며 뻗어 준다. 호흡을 내쉬며 롤업 하며 중간쯤 올라와 좌/우 사선 방향으로 이동했다가 호흡을 들이마시며 중립 위치에서 호흡을 내쉬며 돌아와 반대쪽을 실시하고 호흡을 들이마시며 중립으로 돌아와 **시작자세로 돌아와** 3~5회 반복 하고 실시한다.

TIP 좌/우로 이동 범위를 점진적으로 늘려 주면 난이도를 높일 수 있다.

롤링 라이크 어 볼 (rolling like a ball)

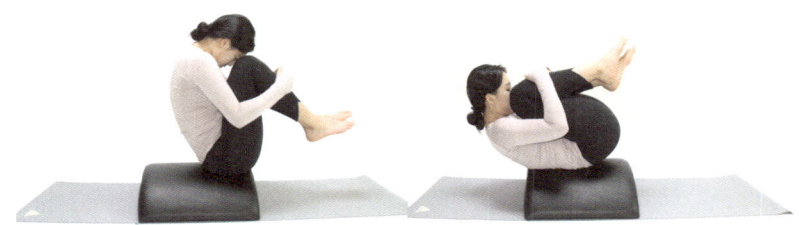

운동 목적
복부와 척추분절의 유연성 및 움직임을 강화시키는 것을 목표

시작 자세
ARC 위에 무릎을 접고 양손으로 무릎 아래 정강이를 잡아준 상태에서 상체를 둥글게 말고 시작 자세를 취한다.

동작 설명
호흡을 들이마시며 복부를 수축하고 등을 둥글게 말아 뒤로 굴러 ARC의 보조를 받아 호흡을 내쉬며 시작 위치로 다시 굴러 올라 온다.

TIP 다리를 차면서 몸의 반동을 사용하지 않도록 하면서 실시해야 한다.

Baby ARC Barrel

싱글 레그 스트레치 (Single Leg Stretch)

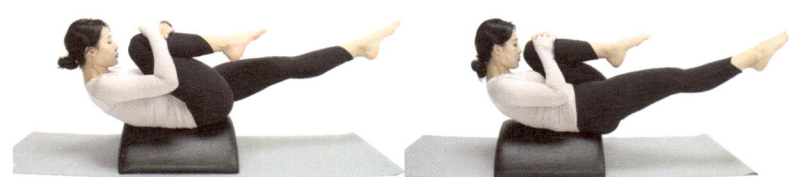

운동 목적
복부와 고관절의 움직임을 강화시키는 것을 목표

시작 자세
ARC 위에서 무릎을 접고 양손으로 무릎 아래 정강이를 잡아준 상태에서 시작 자세를 취한다.

동작 설명
한쪽 무릎을 잡아 당기면서 반대쪽 다리를 엉덩이에서 사선 위쪽 45°까지 뻗으며 내쉬고, 호흡을 들이마시며 바닥과 각도를 두고 양손으로 무릎을 잡고 반대쪽을 실시한다. 동작이 익숙해지면 뻗는 다리의 각도를 높여 실시하면 더 운동 효과를 높일 수 있다.

> **TIP** 고객이 다리를 엉덩이에서 멀어 지도록 해야 하며, 운동을 하는 동안 복부의 수축을 유지해야 한다.

더블 레그 스트레치 (Double Leg Stretch)

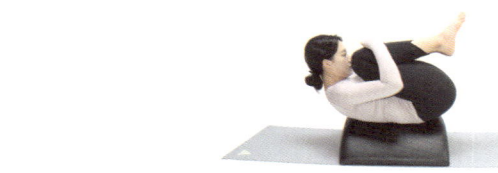

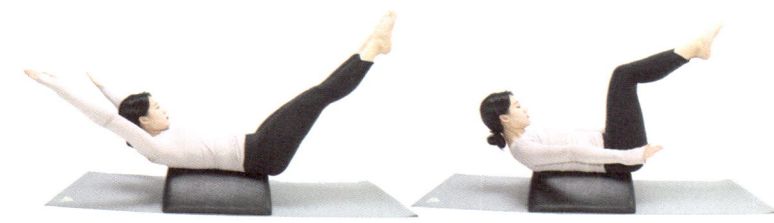

운동 목적
복부와 내전근 및 고관절의 움직임을 강화시키는 것을 목표

시작 자세
ARC 위에서 무릎을 접고 양손으로 무릎 아래 정강이를 잡아준 상태에서 시작 자세를 취한다.

동작 설명
호흡을 내쉬면서 양손을 머리 위로 뻗으며 동시에 양쪽 다리를 엉덩이에서 70°각도로 뻗어 다리를 완전히 곧게 펴며, 호흡을 들이마시며 팔은 몸의 측면으로 원을 그리듯이 내리며 무릎을 접으며 시작 자세로 돌아와 반복해서 실시한다.

TIP 다리가 들어오고 나갈 때 클라이언트가 안정된 골반을 유지하도록 운동을 하는 동안 복부 수축 하며 허리 통증을 주의해야 한다.

Baby ARC Barrel

시져 (Scissors)

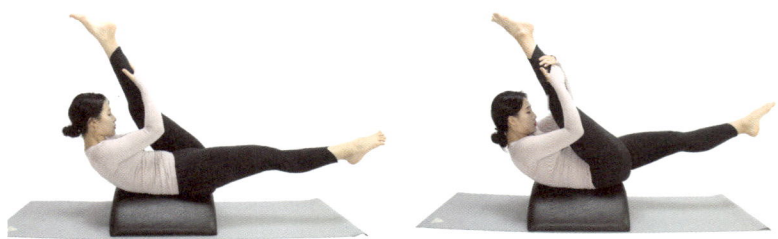

운동 목적
몸통의 안정성과 고관절의 굴곡 신전근 강화시키는 것을 목표

시작 자세
ARC 위에서 무릎을 접고 양손으로 무릎 아래를 잡아준 상태에서 ㅅ 작 자세를 취한다.

동작 설명
호흡을 내쉬면서 다리를 교차하며 한쪽 다리를 가슴 쪽으로 들어 올리고, 반대쪽 다리는 아래쪽으로 뻗어 준다. 호흡을 들이마시며 벌렸던 다리를 모아주고 교차하며 반복해서 실시한다.

TIP 목이 아닌 흉추에 체중을 유지하며, 무릎을 굴곡하지 말고 최대한 피면서 실시해야 한다.

오픈 레그 락커 (Open Leg Rocker)

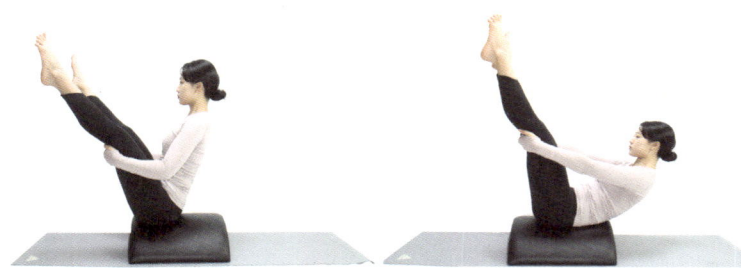

운동 목적
몸통의 안정성과 고관절의 굴곡 신전근 강화시키는 것을 목표

시작 자세
ARC 위에서 다리를 뻗어 어깨너비 만큼 벌린다. 양손으로 무릎 아래를 잡아준 상태에서 시작 자세를 취한다.

동작 설명
호흡을 내쉬면서 들고 있는 다리는 유지한 상태에서, 꼬리뼈 부터 C자 모양으로 척추를 분절하며 ARC 위를 뒤로 구른다. 호흡을 들이 마시며 복부의 힘과 반동을 이용해 제자리로 돌아오는 연결 동작을 반복해서 실시 한다.

TIP 동작이 익숙해지면 발목 앞을 잡고 실시하면 더 난이도를 높일 수 있다.

Baby ARC Barrel

티져 밸런스 (Teaser Balance)

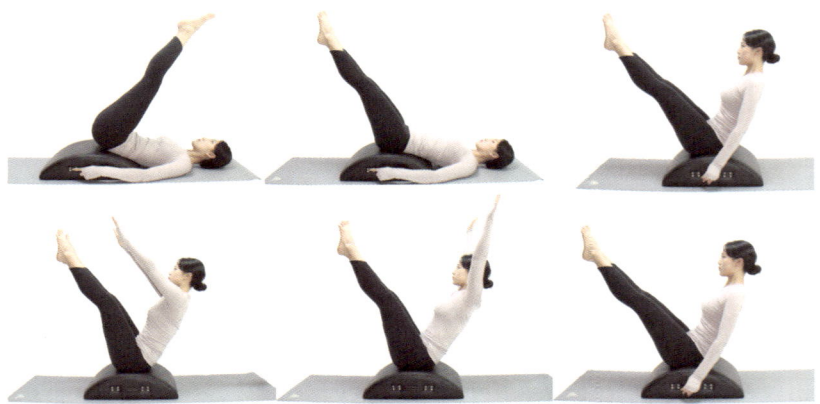

운동 목적
주요 코어 근육과 견갑골의 움직임 기능 향상과 고관절 근육을 강화시키는 것을 목표

시작 자세
ARC에 골반을 올리고 바닥에 누워서 ARC를 양손으로 잡고 두발을 모아서 가슴 앞으로 뻗어 올려 시작 자세를 취한다.

동작 설명
호흡을 들이마시며 아래쪽으로 다리를 내리고 호흡을 내쉬며 상체를 들어 올려 V 자를 만든다. 호흡을 들이마시고 내쉬며 ARC를 잡고 있던 손을 다리와 평행이 되게 사선 위로 뻗는다. 호흡을 들이마시며 양손을 머리 위로 들어 올리고 버티며 밸런스를 잡고, 호흡을 내쉬면서 시작 위치로 돌아가서 반복해서 실시한다.

TIP 난이도가 높은 동작이기 때문에 부상에 주의하며 반동 없이 실시한다.

레그 니 업 (Leg Knee Up)

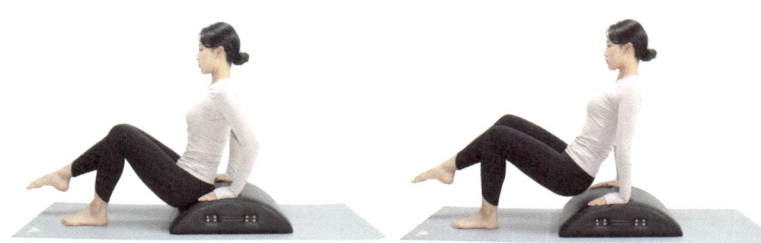

운동 목적
삼두 근육과 견갑골의 안정화와 고관절 근육을 강화시키는 것을 목표

시작 자세
ARC에 양손을 팔꿈치를 구부리고 올린 상태에서 양쪽 무릎을 접고 걸 터 앉아 한쪽 다리를 들고 시작 자세를 취한다.

동작 설명
호흡을 내쉬며 접고 있던 팔꿈치를 펴면서 상체를 들어 올린다. 호흡을 들이마시며 시작 위치로 돌아가서 반복해서 실시 한 후 반대쪽 다리 방향도 실시 한다.

TIP 들고 있는 다리의 높이로 난이도를 조절하며 반동 없이 실시 한다.

Baby ARC Barrel

레그 니 익스텐션 (Leg Knee Extension)

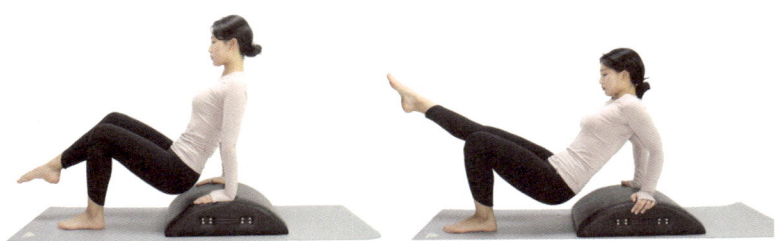

운동 목적
견갑골의 안정화와 대퇴사두근과 고관절 근육을 강화시키는 것을 목표

시작 자세
ARC에 양손을 올리고 팔을 편 상태에서 양쪽 무릎을 접고 걸터앉아 한쪽 다리를 들고 시작 자세를 취한다.

동작 설명
호흡을 내쉬며 들고 있던 다리의 무릎을 펴서 발을 앞으로 뻗어준다. 호흡을 들이마시며 뻗었던 다리를 다시 시작 위치로 돌아가서 반복해서 실시 한 후 반대쪽 다리 방향도 실시한다.

TIP 다리를 뻗을 때 반대쪽 접고 있는 무릎의 높이와 수평하게 뻗어 주어야 한다.

펠빅 리프팅 (Pelvis Lifting)

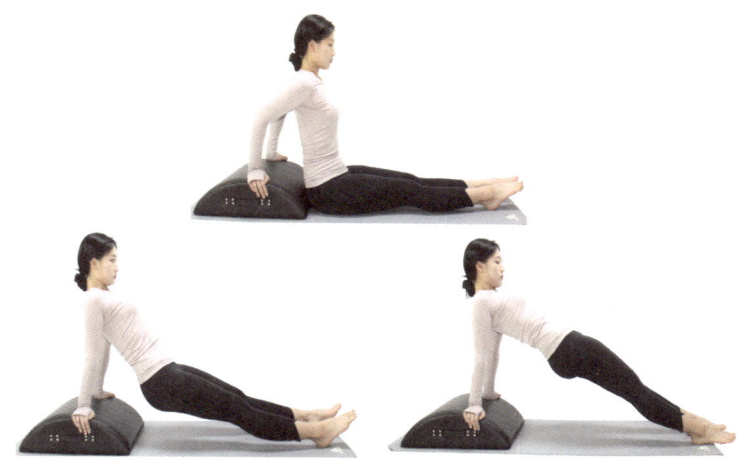

운동 목적
견갑골과 코어의 안정성과 엉덩이 신전근을 강화시키는 것을 목표

시작 자세
ARC에 양손을 올리고 팔꿈치를 구부린 상태에서 다리를 곧게 펴고 ARC 앞에 앉아서 시작 자세를 취한다.

동작 설명
호흡을 내쉬며 접고 있는 팔꿈치를 피면서 요추부터 분절한다. 엉덩이를 들어 올려 몸을 일자로 만들어 준다. 호흡을 들이마시며 요추분절을 하며 시작자세로 돌아가서 반복해서 실시한다.

TIP 다리를 교차한 상태에서 실시 하면 내전근을 함께 발달 시킬 수도 있다.

Baby ARC Barrel

레그 풀 (Leg Pull)

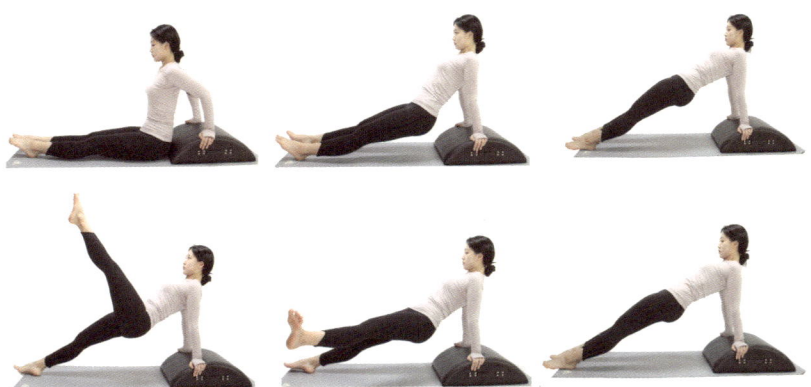

운동 목적
견갑골과 코어의 안정성과 대퇴사두근 및 고관절 근육을 강화시키는 것을 목표

시작 자세
ARC에 양손을 올리고 팔을 편 상태에서 엉덩이를 들어 올리고 시작 자세를 취한다.

동작 설명
호흡을 내쉬며 한쪽 다리를 들어 올린다. 호흡을 들이마시며 다리를 내리고 발끝을 몸 쪽으로 잡아 당긴 후 외전해 준다. 호흡을 내쉬며 다시 다리를 들어 올리고 호흡을 들이마시며 시작 자세로 돌아가 반대쪽 다리를 실시 하고 번갈아 가면서 반복해서 실시한다.

TIP 앞뒤로 흔들리지 않도록 견갑골을 안정화 하고, 엉덩이를 신전한 상태에서 코어를 활성화 하고 실시한다.

롤업 & 롤백 (Roll up & Roll Back)

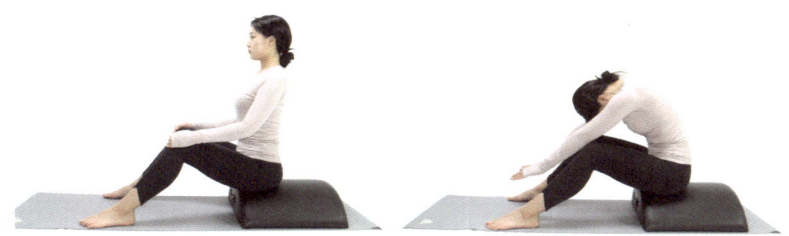

운동 목적
호흡과 척추분절 기능 향상시키는 것을 목표

시작 자세
ARC에 무릎을 구부리고 걸터앉아 양손을 무릎 위에 올리고 시작 자세를 취한다.

동작 설명
호흡을 내쉬면서 양손이 다리를 타고 미끄러져 내려간다. 척추를 분절하여 내려가며 양 발 사이로 바닥을 짚는다.
호흡을 들이마시며 시작 자세로 돌아와서 반복해서 실시한다.

TIP 척추 마디 마디 분절을 느끼며 최대한 호흡을 깊게 들이마시고, 길게 내쉬며 실시한다.

Baby ARC Barrel

사이드 밴드 (Side Bend)

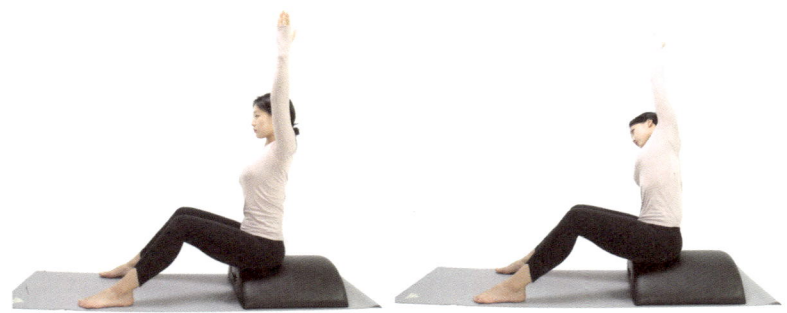

운동 목적
광배근과 요방형근의 유연성 향상시키는 것을 목표

시작 자세
ARC에 무릎을 구부리고 걸터 앉아 한쪽 손을 귀 옆에 들고 시작 자세를 취한다.

동작 설명
호흡을 내쉬며 들고 있는 손을 반대쪽 방향으로 최대한 기울이면서 내려간다. 호흡을 마시며 시작위치로 돌아와 반복해서 실시 한 후 반대쪽 팔을 들고 반대쪽 방향으로 실시한다.

TIP 측면의 근육을 최대한 늘려 주어야 하며 몸이 앞쪽으로 기운다면 손바닥을 바깥쪽으로 회전 후 실시한다.

원 암 로테이션 (One Arm Rotation)

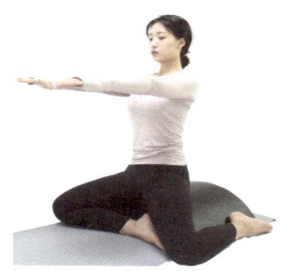 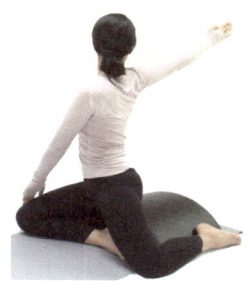

운동 목적
흉추와 복사근의 가동성을 향상시키는 것을 목표

시작 자세
ARC에 머메이드 자세로 무릎을 구부리고 걸터앉아 양손을 가슴 앞에 뻗어 들어 올리고 시작 자세를 취한다.

동작 설명
호흡을 내쉬며 앞쪽 무릎 방향 쪽으로 몸을 회전 하면서 들고 있는 한쪽 손은 사선 뒤쪽으로 뻗어주고, 반대쪽 손은 무릎을 잡아 지지하며 밀어준다. 호흡을 하며 시작 자세로 돌아와 반복해서 실시하고, 다리를 바꾸고 반대쪽 방향을 실시한다.

> **TIP** 팔의 높이에 따라 흉추의 상/중/하를 구분해서 운동 시킬 수 있기 때문에 제한된 흉추의 높이에 맞추어 실시한다.

Baby ARC Barrel

싯 백 (Sit Back)

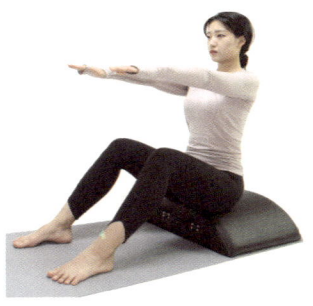 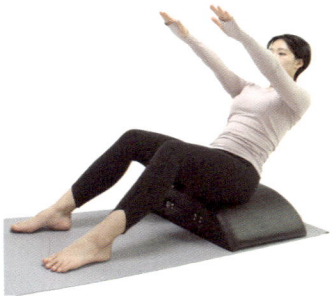

운동 목적
복부와 코어의 안정성을 향상시키는 것을 목표

시작 자세
ARC에 걸터앉아 양손을 가슴 앞에 뻗어 들어 올리고 시작 자세를 취한다.

동작 설명
호흡을 내쉬며 복부를 수축한 상태에서 팔의 수평을 유지하고 상체를 뒤로 기울인다.
호흡을 들이마시며 시작 위치로 돌아와 반복해서 실시한다.

TIP 팔을 최대한 앞으로 뻗어 주면서 척추를 길게 늘리며 실시한다.

싯 백 니 업 (Sit Back Knee Up)

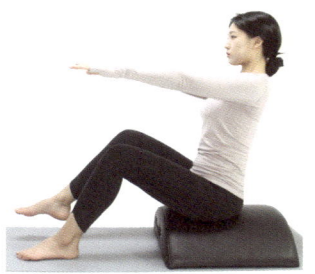 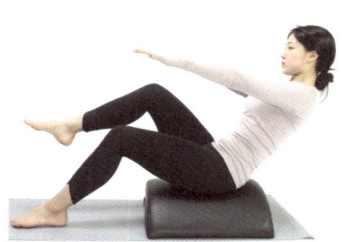

운동 목적
복부와 코어의 안정성을 향상시키는 것을 목표

시작 자세
ARC에 걸터앉아 양손을 가슴 앞에 뻗어 들어 올리고 한쪽 무릎을 접어 들어 올리고 시작 자세를 취한다.

동작 설명
호흡을 내쉬며 들고 있는 다리를 유지하며 복부를 수축한 상태에서 팔의 수평을 유지하고 상체를 뒤로 기울인다. 호흡을 들이마시며 시작 위치로 돌아와 반복해서 실시 한 후 반대쪽 다리를 들고 실시한다.

TIP 들고 있는 다리의 높이로 난이도를 조절하며 반동 없이 실시한다.

Baby ARC Barrel

암 로테이션 (Arm Rotation)

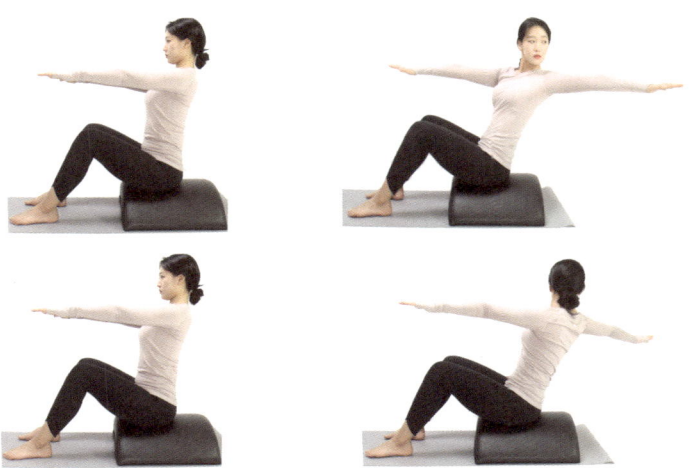

운동 목적
코어의 안정성과 흉추와 복사근의 가동성을 향상시키는 것을 목표

시작 자세
ARC에 걸터앉아 양손을 가슴 앞에 뻗어 들어 올리고 시작 자세를 취한다.

동작 설명
호흡을 내쉬며 한쪽 손은 들고 있는 상태를 유지하고, 반대쪽 손을 시선과 몸통을 회전하며 손을 뒤로 멀리 뻗는다. 호흡을 들이마시며 시작 자세로 돌아와 반대쪽 손을 반대쪽 방향으로 실시하며 번갈아 가면서 반복한다.

TIP 팔의 높이에 따라 흉추의 상/중/하를 구분해서 운동 시킬 수 있기 때문에 다양한 각도로 실시한다.

사이드 리프트 엘보 투 사이드 (Side Lifts Elbows To Side)

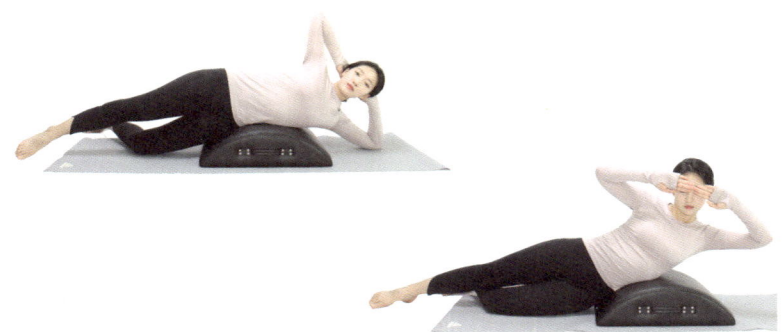

운동 목적
몸통의 측면 굴곡 기능을 향상시키는 것을 목표

시작 자세
ARC에 옆으로 누워서 아래쪽 다리의 무릎을 접고, 반대쪽 다리를 편다. 양손을 팔꿈치를 접어 머리 뒤에 놓고 시작 자세를 취한다.

동작 설명
호흡을 내쉬며 팔꿈치를 벌린 상태를 유지하면서 몸을 측면으로 구부린다. 호흡을 들이마시며 시작 자세로 돌아가 반복한 후 반대쪽 방향으로 실시한다. 또한 응용 동작으로 양손을 이마 앞에 놓고 실시할 수도 있다.

TIP 움직임을 하는 동안 상체가 앞으로 기울어지지 않도록 중립을 유지하며 실시한다.

Baby ARC Barrel

리프트 암 스트레이트 (Lifts Arms Straight)

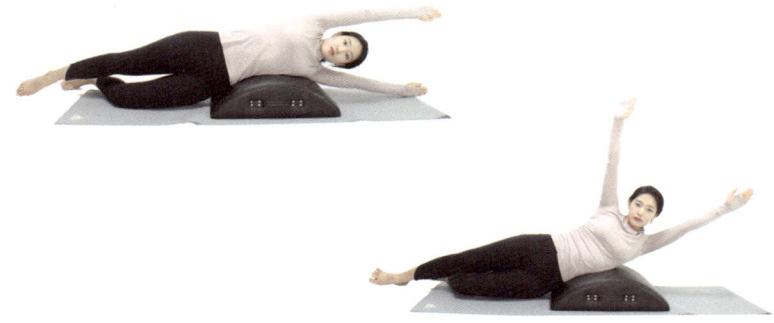

운동 목적
몸통과 측면 굴곡 기능을 향상시키는 것을 목표

시작 자세
ARC에 옆으로 누워서 아래쪽 다리의 무릎을 접고, 반대쪽 다리를 편다. 양팔을 머리 위로 뻗어 시작 자세를 취한다.

동작 설명
호흡을 내쉬며 팔꿈치를 벌린 상태를 유지하면서 몸을 측면으로 구부린다. 호흡을 들이마시며 시작 자세로 돌아가 반복한 후 반대쪽 방향으로 실시한다.

TIP 움직임을 하는 동안 양팔의 거리를 유지하며 반동없이 상체가 앞으로 기울어지지 않도록 중립을 유지하며 실시한다.

사이드 리프트 (Side Lift)

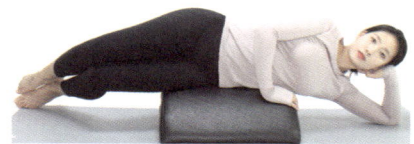
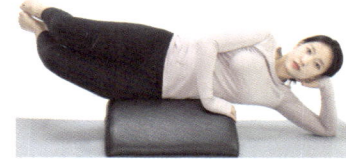

운동 목적
몸통과 측면 굴곡 기능을 향상시키는 것을 목표

시작 자세
ARC에 옆으로 누워서 아래쪽 팔꿈치를 접어 머리를 받치고 반대쪽 손은 ARC를 잡은 상태에서 다리를 모아 펴고 시작 자세를 취한다.

동작 설명
호흡을 내쉬며 바닥에 있는 다리를 들어 올리고, 호흡을 들이마시며 시작 자세로 돌아가 반복한 후 반대쪽 방향으로 실시한다.

TIP 움직임을 하는 동안 양팔의 거리를 유지하며 반동없이 상체가 앞으로 기울어지지 않도록 중립을 유지하며 실시한다.

Baby ARC Barrel

사이드 레그 스윙 (Side Leg Swing)

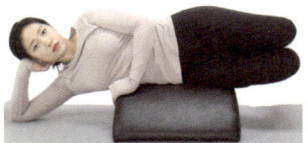
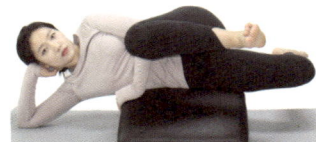

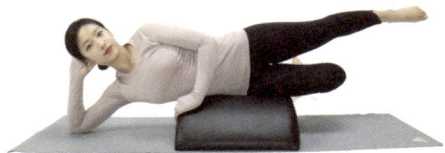

운동 목적

몸통과 고관절의 굴곡 신전 기능을 향상시키는 것을 목표

시작 자세

ARC에 옆으로 누워서 아래쪽 팔꿈치를 접어 머리를 받치고 반대쪽 손은 ARC를 잡은 상태에서 다리를 모아 펴고 시작 자세를 취한다.

동작 설명

호흡을 내쉬며 위쪽에 있는 다리의 무릎을 접어 가슴 쪽으로 끌어 당긴다. 호흡을 마시며 접고 있던 무릎을 피면서 다리를 뒤쪽으로 뻗는다. 반복해서 실시 후 반대쪽 방향으로 누워서 실시한다.

TIP 척추의 정렬 상태를 유지한 상태에서 반동 없이 실시한다.

뽀르 드 브라 (Port de Bras)

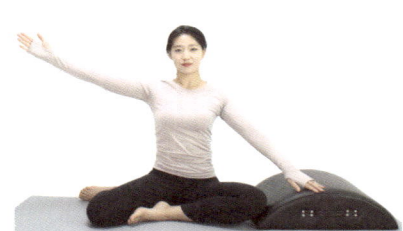 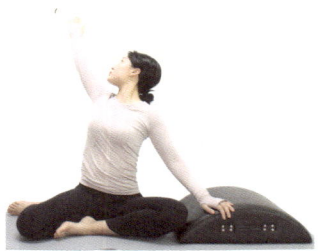

운동 목적
골반과 척추의 안정성과 척추 관절의 회전 움직임 기능 향상시키는 것을 목표

시작 자세
ARC 옆에 머메이드 자세로 앉아서 한쪽 손을 ARC 위에 올리고, 시선과 몸통을 회전해서 반대쪽 손을 사선 뒤쪽으로 뻗어 시작 자세를 취한다.

동작 설명
호흡을 내쉬며 뻗었던 손을 ARC에 지지하고 있는 팔 방향으로 시선과 몸통을 회전해서 모아 준다. 호흡을 들이마시며 시작 자세로 돌아와 반복해서 실시 한 후 반대쪽 방향을 실시한다.

TIP 척추의 하부로 부터 척추를 회전하며 요추나 경추의 과신전을 피해야 한다.

Baby ARC Barrel

뽀르 드 브라와 회전 (Rotation with Port de Bras)

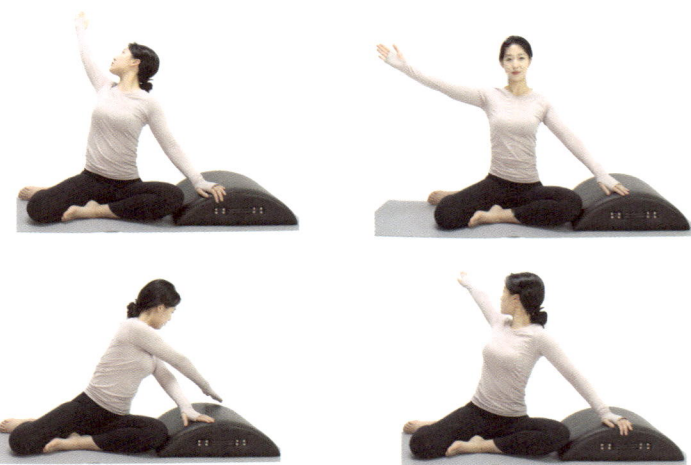

운동 목적
골반과 척추의 안정성과 척추 관절의 굴곡과 신전 및 회전 움직임 기능 향상시키는 것을 목표

시작 자세
ARC 옆에 머메이드 자세로 앉아서 한쪽 손을 ARC 위에 올리고, 시선과 몸통을 회전해서 반대쪽 손을 사선 뒤쪽으로 뻗고 상체를 신전 시킨 상태에서 시작 자세를 취한다.

동작 설명
호흡을 내쉬며 뻗었던 손을 ARC에 지지하고 있는 팔 방향으로 시선과 몸통을 회전하며 안쪽 사선으로 기울여 준다. 호흡을 들이마시며 시작 자세로 돌아와 반복해서 실시 한 후 반대쪽 방향을 실시한다.

TIP 척추의 굴곡과 신전시 과도한 동작은 부상의 위험이 있을 수 있어 주의해야 한다.

싱글 레그 익스텐션 (Single Leg Extensions)

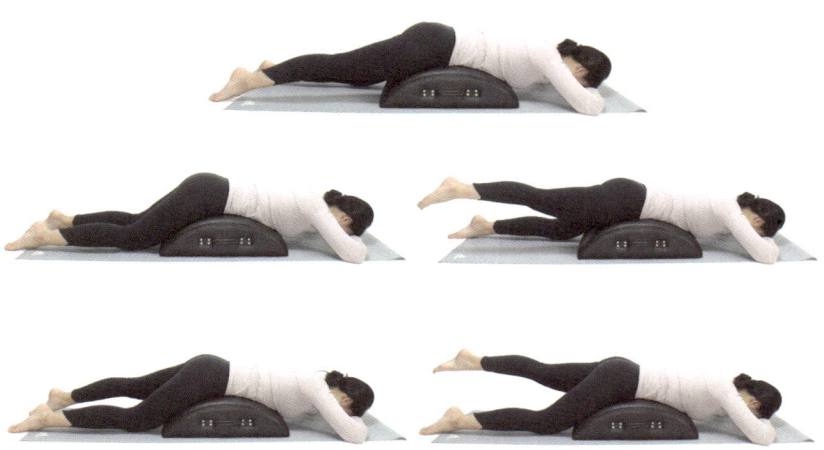

운동 목적
요추와 골반의 안정화를 시키고, 복횡근과 다열근의 활성화를 통한 기능을 향상시키는 것을 목표

시작 자세
ARC를 배 아래에 놓고 양손을 이마 앞에 바닥에 놓는다. 무릎을 굽혀 엎드린 상태에서 시작 자세를 취한다.

동작 설명
호흡을 내쉬며 양손으로 바닥을 누르면서 동시에 한쪽 다리의 무릎을 피면서 발등을 피면서 뒤로 뻗어 올린다. 호흡을 들이마시며 시작 자세로 돌아와 반대쪽 방향을 실시하고 번갈아가면서 반복한다.

TIP 목과 어깨의 부하를 피하고 견갑골에 안정을 유지하며 요추의 과신전을 주의하며 실시한다.

Baby ARC Barrel

싱글 레그 니 익스텐션 (Single Leg Knee Extensions)

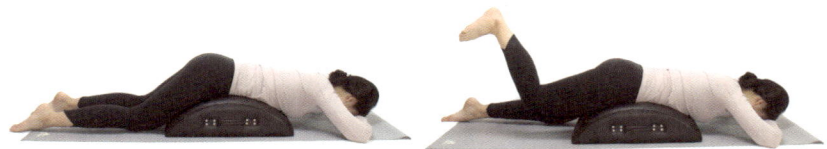

운동 목적
요추와 골반의 안정화를 시키고, 둔근과 복횡근 및 다열근의 활성화를 통한 기능을 향상시키는 것을 목표

시작 자세
ARC를 배 아래에 놓고 양손을 이마 앞에 바닥에 놓는다. 무릎을 굽혀 엎드린 상태에서 시작 자세를 취한다.

동작 설명
호흡을 내쉬며 양손으로 바닥을 누르면서 동시에 한쪽 다리의 무릎을 접으면서 위로 뻗어 올린다. 호흡을 들이마시며 시작 자세로 돌아와 반대쪽 방향을 실시하고 번갈아가면서 반복한다.

TIP 요추의 과신전을 주의하며 발등을 몸 쪽으로 잡아 당긴 상태에서 실시한다.

내리고 & 들기 (Lower & Lift)

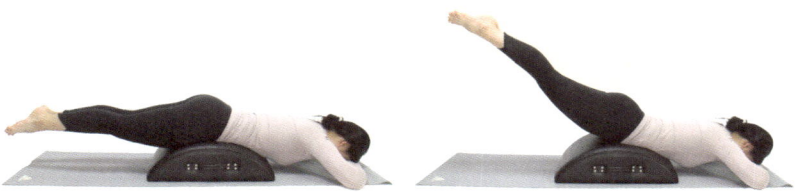

운동 목적
요추와 골반의 안정화를 시키고, 둔근과 복횡근 및 다열근의 활성화를 통한 기능을 향상시키는 것을 목표

시작 자세
ARC를 배 아래에 놓고 양손을 이마 앞에 바닥에 놓고, 다리를 뻗어 엎드린 상태에서 시작 자세를 취한다.

동작 설명
호흡을 내쉬며 양손으로 바닥을 누르면서 동시에 두 다리를 위로 뻗어 올린다. 호흡을 들이마시며 골반의 안정성을 유지하면서 시작 자세로 돌아와 반복해서 실시한다.

 TIP 뒷꿈치는 붙인 상태에서 양 발끝을 외회전 시키고 하면 내전근을 더 효과적으로 운동할 수 있다.

Baby ARC Barrel

인 & 아웃 (In & Out)

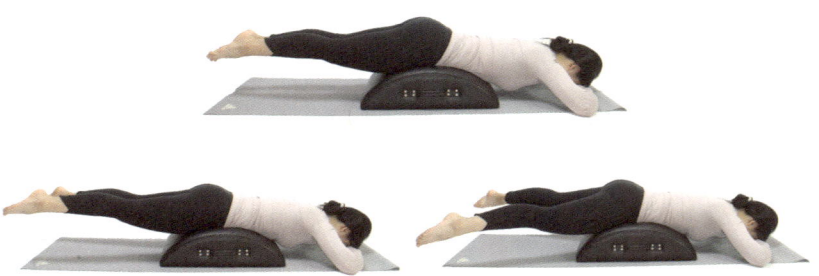

운동 목적
요추와 골반의 안정화를 시키고, 내전근과 고관절 외회전근의 기능을 향상시키는 것을 목표

시작 자세
ARC를 배 아래에 놓고 양손을 이마 앞 바닥에 놓는다. 다리를 뻗어 엎드린 상태에서 다리를 들어서 시작 자세를 취한다.

동작 설명
호흡을 내쉬며 양손으로 바닥을 누르면서 모으고 있던 두 발을 최대한 멀리 벌려준다. 호흡을 들이마시며 골반의 안정성을 유지하면서 시작 자세로 돌아와 반복해서 실시한다.

TIP 다리를 벌릴 때 발끝을 외회전 하며 둔근을 수축해 주면 더 효과적이다.

레그 서클 (Leg Circles)

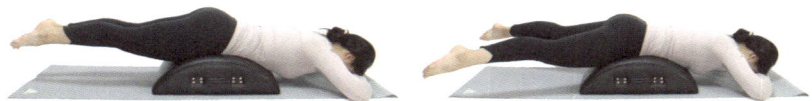

운동 목적
요추와 골반의 안정화를 시키고, 내전근과 고관절 외회전근의 기능을 향상시키는 것을 목표

시작 자세
ARC를 배 아래에 놓고 양손을 이마 앞 바닥에 놓는다. 다리를 뻗어 엎드린 상태에서 들어올려 시작 자세를 취한다.

동작 설명
호흡을 내쉬며 양손으로 바닥을 누르면서 모으고 있던 두 발을 벌려 원을 그리고 호흡을 들이마시며 골반의 안정성을 유지하면서 시작 자세로 돌아와 반복해서 실시한다.

TIP 다리를 벌리고 원을 그릴 때 각 다리를 서로 반대 방향으로 원을 그리면 더 효과적이다.

Baby ARC Barrel

레그 더블 서클 (Leg Double Circles)

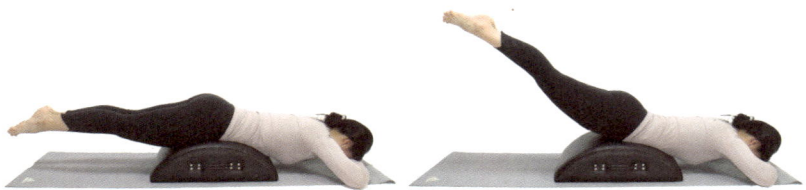

운동 목적
요추와 골반의 안정화를 시키고, 내전근과 고관절 외회전근의 기능을 향상시키는 것을 목표

시작 자세
ARC를 배 아래에 놓고 양손을 이마 앞 바닥에 놓는다. 다리를 뻗어 엎드린 상태에서 들어올려 시작 자세를 취한다.

동작 설명
호흡을 내쉬며 양손으로 바닥을 누르면서 들고 있는 다리로 원을 그리고 흡을 들이마시며 골반의 안정성을 유지하면서 시작 자세로 돌아와 반대쪽 방향으로 돌리고 방향을 번갈아 가면서 반복해서 실시한다.

TIP 다리를 벌리고 원을 그릴 때 각 다리를 서로 반대 방향으로 원을 그리면 더 효과적이다.

비트 (Beats)

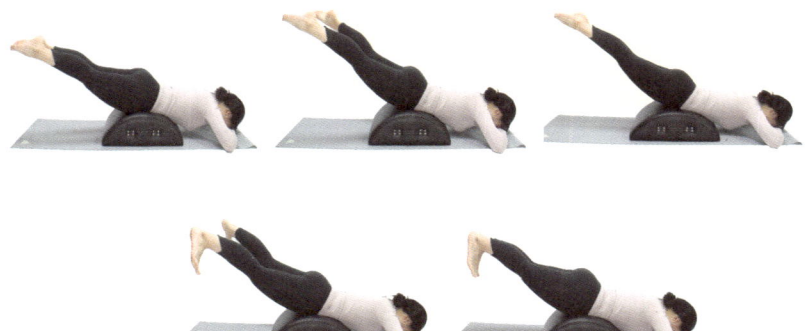

운동 목적
요추와 골반의 안정화를 시키고, 발목과 내전근과 고관절 외회전근의 기능을 향상시키는 것을 목표

시작 자세
ARC를 배 아래에 놓고 양손을 이마 앞 바닥에 놓는다. 다리를 뻗고 엎드린 상태에서 들어올려 시작 자세를 취한다.

동작 설명
호흡을 들이마시며 양손으로 바닥을 누르면서 다리를 벌렸다 모으며 부딪히게 하며 3~5회 실시한다. 호흡을 내쉬면서 발등을 몸 쪽으로 당긴 상태에서 다리를 벌렸다 모으며 부딪히게 3~5회 실시하고 두 다리의 발목 움직임을 번갈아 가면서 실시한다.

 TIP 엉덩이의 신전을 유지한 상태에서 요추 과신전에 주의하며 발목의 움직임에 주의하며 실시한다.

Baby ARC Barrel

시져 (Scissors)

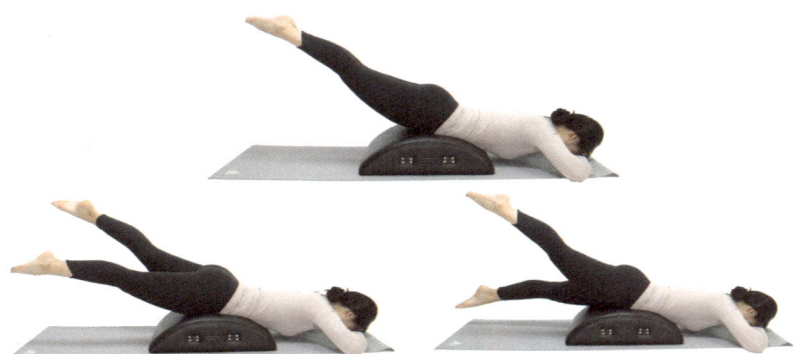

운동 목적
견갑골과 몸통 및 골반을 안정화를 시키고, 대둔근과 햄스트링의 기능을 향상시키는 것을 목표

시작 자세
ARC를 배 아래에 놓고 양손을 이마 앞 바닥에 놓는다. 다리를 뻗고 엎드린 상태에서 들어올려 시작 자세를 취한다.

동작 설명
호흡을 들이마시며 양손으로 바닥을 누르면서 양쪽 다리를 들어 올린다. 호흡을 내쉬며 한쪽 다리를 들어 올린 상태에서 5초간 유지하며 반대쪽 다리는 아래로 내렸다 들었다 하는 동작을 4회 실시한 후 다리를 모았다가 반대쪽 다리를 실시한다.

TIP 속도를 조절해 운동강도를 조절하고, 두 다리를 외회전 시키고 실시하면 더 효과적이다.

숄더 프레스 업 (Shoulder Press Up)

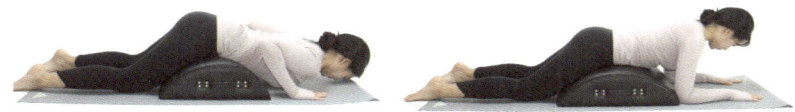

운동 목적
견갑골의 안정화와 흉추와 경추 신전을 위한 상부, 중부 기립근의 기능을 향상시키는 것을 목표

시작 자세
ARC 위에 엎드려 요추를 약간 굴곡하는 자세를 취하고, 무릎은 굽힌다. 다리를 엉덩이 넓이만큼 벌리고 손바닥을 아래로 한 상태에서 어깨너비 보다 약간 넓게 벌려 전완근을 바닥에 대고 시작 자세를 취한다.

동작 설명
호흡을 내쉬며 견갑골을 안정화 시키며 손과 전완 전체로 바닥을 밀어내며 흉추와 경추를 신전 한다. 호흡을 들이마시며 시작 자세로 돌아가 3~5회 반복해서 실시한다.

> **TIP** 속도를 조절해 운동강도를 조절하고, 두 다리를 외회전 시키고 실시하면 더 효과적이다.

Baby ARC Barrel

핸드 바이 힙 익스텐션 (Hands by Hip Extension)

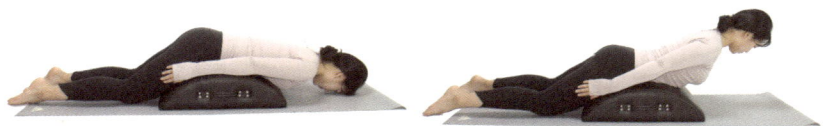

운동 목적
골반의 안정화를 시키는 복횡근의 활성화와 심부 골반 기저근 및 승모근과 능형근의 기능을 향상시키는 것을 목표

시작 자세
ARC 위에 엎드려 요추를 약간 굴곡하는 자세를 취하고, 무릎은 굽힌다. 다리를 엉덩이 넓이만큼 벌리고 팔은 ARC 옆으로 위치하며 손은 엉덩이 옆에 두고 손바닥이 몸통을 보게 놓고 엎드려 시작 자세를 취한다.

동작 설명
호흡을 내쉬며 견갑골을 안정화 시키며 어깨를 열어 주면서 상부 흉추를 신전 시켜서 들어 올린다. 발가락 부터 머리 끝까지 멀어지게 유지하며 3~5회 반복해서 실시한다.

TIP 요추를 약간 굴곡 상태를 유지하며, 매트에서 다리가 들리지 않게 주의하고, 경추의 과신전을 피해야 한다.

핸드 위드 레그 익스텐드 (Hands with Leg Extend)

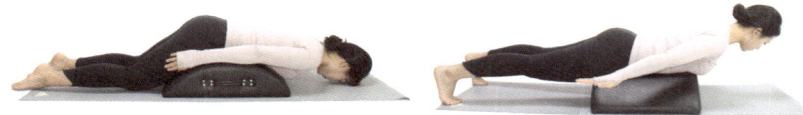

운동 목적
승모근과 능형근과 함께 엉덩이 신전근과 기립근의 기능을 향상시키는 것을 목표

시작 자세
ARC 위에 엎드려 요추를 약간 굴곡하는 자세를 취하고, 무릎은 굽힌다. 다리를 엉덩이 넓이만큼 벌리고 팔은 ARC 옆으로 위치하고 손은 엉덩이 옆에 손바닥이 몸통을 보게 놓고 엎드려 시작 자세를 취한다.

동작 설명
호흡을 내쉬며 견갑골을 안정화 시키며 어깨를 열어 주면서 상부 흉추를 신전 시켜서 들어 올린다. 발가락 부터 머리 끝까지 멀어지게 유지하며 3~5회 반복해서 실시한다.

TIP 다리 부터 머리까지 하나의 선이 될 수 있게 대둔근과 햄스트링 및 상체의 능형근과 기립근을 활성화 해야 한다.

Baby ARC Barrel

암 리프트 스위밍 (Arm Lift Swimming)

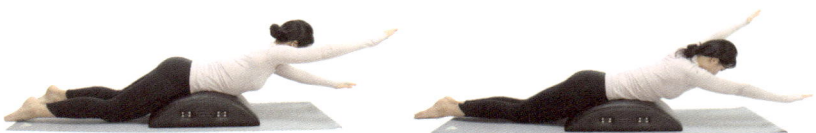

운동 목적
어깨와 하부 승모근 및 기립근의 기능을 향상시키는 것을 목표

시작 자세
ARC 위에 엎드려 요추를 약간 굴곡하는 자세를 취하고,무릎은 굽힌다. 다리를 엉덩이 넓이만큼 벌리고 팔은 ARC 앞으로 뻗어 귀 옆에 위치하고 엎드려 시작 자세를 취한다.

동작 설명
호흡을 내쉬며 견갑골을 안정화 시키며 상부 흉추를 신전 시키며 양쪽 손을 들어 올린다. 호흡을 하면서 양손을 번갈아 가면서 수영을 하듯이 위아래로 교차하며 반복해서 움직인다.

TIP 상체를 들어 올린 상태를 유지하며 반동없이 팔을 교차해서 실시해야 한다.

니 익스텐션 스위밍 (Knee Extension Swimming)

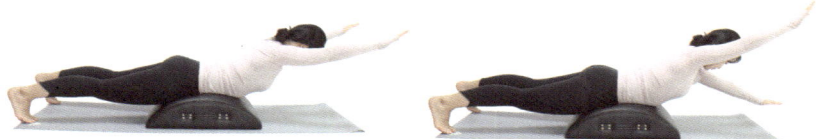

운동 목적
둔근과 어깨와 하부 승모근 및 기립근의 기능을 향상시키는 것을 목표

시작 자세
ARC 위에 엎드려 요추를 약간 굴곡하는 자세를 취하고, 다리를 엉덩이 넓이만큼 벌리고 무릎을 편다.
팔은 ARC 앞으로 뻗어 귀 옆에 위치하고 엎드려 시작 자세를 취한다.

동작 설명
호흡을 내쉬며 견갑골을 안정화 시키며 상부 흉추를 신전 시켜며 양쪽 손을 들어 올린다. 호흡을 하면서 양손을 번갈아 가면서 수영을 하듯이 위아래로 교차하며 반복해서 움직인다.

TIP 다리를 벌리는 거리와 상체를 들어 올리는 높이를 통해 난이도를 조절하며 실시 한다.

Baby ARC Barrel

레그 스위밍 (Leg Swimming)

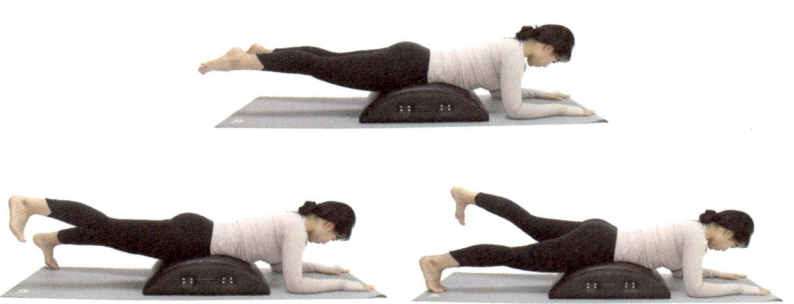

운동 목적
둔근과 햄스트링 및 기립근의 기능을 향상시키는 것을 목표

시작 자세
ARC 위에 엎드려 요추를 약간 굴곡하는 자세를 취하고, 다리를 엉덩이 넓이만큼 벌리고 무릎을 편다. 들어올리고, 팔은 ARC 앞에 팔꿈치를 구부리고 바닥을 짚고 엎드려 시작 자세를 취한다.

동작 설명
호흡을 내쉬며 견갑골을 안정화 시키며 수영에서 물장구를 치듯이 한쪽 다리는 들어 올리고, 반대쪽 다리는 내리며 상체는 유지하고 다리는 교차하며 반복해서 움직인다.

> **TIP** 발목을 펴서 실시하면 둔근이 더 활성화 되고, 발등을 당기고 실시하면 햄스트링이 더 활성화 된다.

디아고널 레그 스위밍 (Diagonal Leg Swimming)

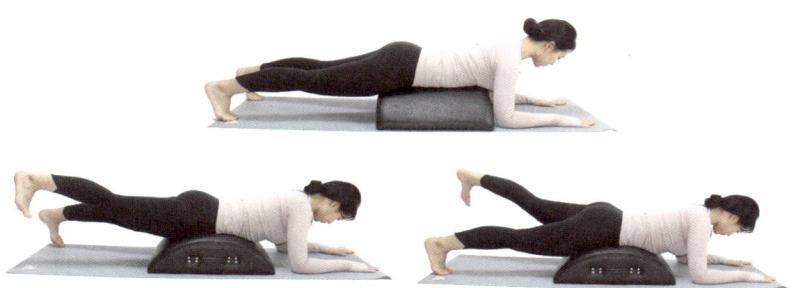

운동 목적
둔근과 햄스트링 및 요방형근과 기립근의 기능을 향상시키는 것을 목표

시작 자세
ARC 위에 엎드려 요추를 약간 굴곡하는 자세를 취하고, 다리를 엉덩이 넓이만큼 벌리고 무릎을 편다.
팔은 ARC 앞에 팔꿈치를 구부리고 바닥을 짚고 엎드려 시작 자세를 취한다.

동작 설명
호흡을 내쉬며 견갑골을 안정화 시키며 한쪽 다리를 사선 방향으로 들어 올린다. 호흡을 들이마시며 시작 위치로 돌아와 반대쪽 다리를 사선 방향으로 들어 올리고 번갈아 가면서 반복해서 실시한다.

TIP 양쪽 다리를 동시에 넓게 벌리고 들어 올리면 운동강도를 높여 줄 수 있지만 부상에 주의해 실시한다.

Baby ARC Barrel

버드 독 (Bird Dog)

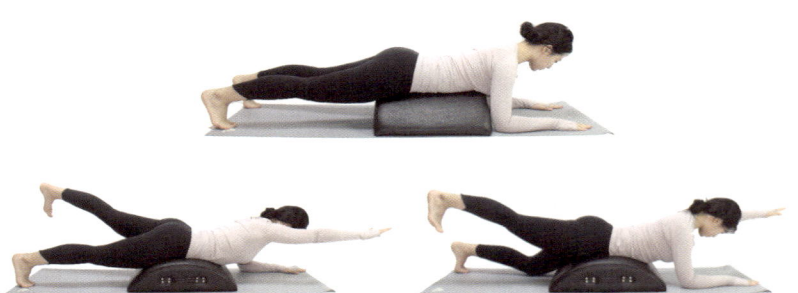

운동 목적
어깨와 하부 승모근 및 둔근과 햄스트링 및 후방의 근막경선 중 기능성을 강화 시키는 것을 목표

시작 자세
ARC 위에 엎드려 요추를 약간 굴곡하는 자세를 취하고, 다리를 엉덩이 넓이만큼 벌리고 무릎을 편다. 손바닥을 아래로 한 상태에서 어깨너비 보다 약간 넓게 벌리고 전완근을 바닥에 대고 시작 자세를 취한다.

동작 설명
호흡을 내쉬며 견갑골을 안정화 시킨다. 상부 흉추를 신전시키며 한쪽 팔을 뻗어준다. 대각선 반대 방향의 다리를 사선 방향으로 뻗으며 들어 올린다. 호흡을 들이마시며 시작 위치로 돌아와 한쪽을 5~10회 실시 후 반대쪽 방향을 실시한다.

TIP 팔과 다리를 번갈아 가면서 움직이거나 들고 있는 상태에서 버텨 주는 운동을 하는 것이 더 효과적이다.

핸드 업 (Hand Up)

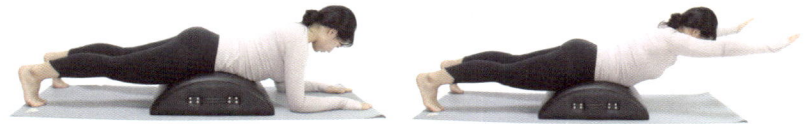

운동 목적
어깨와 하부 승모근 및 기립근과 및 후방근막경선을 강화 시키는 것을 목표

시작 자세
ARC 위에 엎드려 요추를 약간 굴곡하는 자세를 취하고, 다리를 엉덩이 넓이만큼 벌려 무릎을 편다.
팔은 손바닥을 아래로 한 상태에서 어깨너비 보다 약간 넓게 벌리고 전완근을 바닥에 대고 시작 자세를 취한다

동작 설명
호흡을 내쉬며 견갑골을 안정화 시키며 상부 흉추를 신전 시키며 양쪽 팔을 뻗으며 들어 올리고 10초간 버틴다. 호흡을 들이마시며 시작 위치로 돌아와 반복해서 실시한다.

TIP 팔을 들어 올린 상태에서 상체를 회전해 주면 몸통의 측면도 함께 강화 해줄 수 있다.

Baby ARC Barrel

풀 문 (Full Moon)

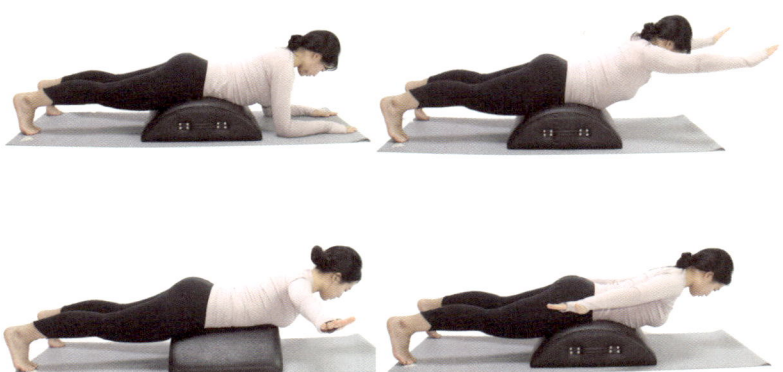

운동 목적
어깨의 회전근개와 승모근 및 기립근의 기능을 향상시키는 것을 목표

시작 자세
ARC 위에 엎드려 요추를 약간 굴곡하는 자세를 취하고, 다리를 엉덩이 넓이만큼 벌려 무릎을 편다.
팔은 손바닥을 아래로 한 상태에서 어깨너비 보다 약간 넓게 벌리고 전완근을 바닥에 대고 시작 자세를 취한다

동작 설명
호흡을 내쉬며 견갑골을 안정화 시키며 상부 흉추를 신전 시키며 양쪽 팔을 뻗으며 들어올리고, 호흡을 들이마시며 양팔을 옆으로 이동시키고, 호흡을 내쉬며 골반 옆으로 이동시킨다. 호흡을 들이마시며 시작 자세로 돌아와서 상체를 들고 있는 상태에서 반복해서 실시한다.

TIP 동작을 하는 동안 손바닥은 바닥을 향하게 하고, 골반 옆에 왔을 때는 엄지가 천장을 향하게 돌려주면 더 효과적이다.

스위밍 (Swimming)

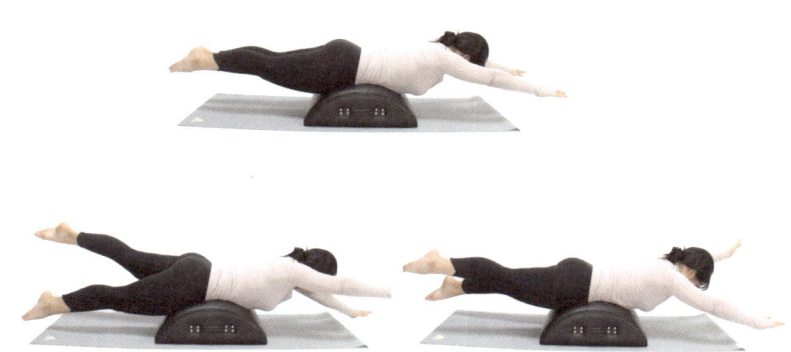

운동 목적
신체의 속도 조정 및 제어 능력을 향상시키는 것을 목표

시작 자세
ARC 위에 엎드려 양손을 귀 옆에 뻗어 올리고, 다리를 엉덩이 넓이만큼 벌리고 들어 올려 몸을 일자로 만들어 시작 자세를 취한다.

동작 설명
호흡을 내쉬며 상체를 들어 올린 상태에서 수영을 하는 것처럼 팔을 교차 하면서 한쪽은 들어 올리고, 반대쪽은 내리며 동시에 대각선 방향의 다리를 올리고, 반대쪽 다리는 내리며 5초간 버티고 반대쪽 방향을 번갈아 가면서 실시한다.

TIP 과도하게 들어 올려서는 안 되며, 반동없이 천천히 시작해서 속도를 조절하면서 난이도를 조절해 준다.

Baby ARC Barrel

스완 다이프 (Swan Dive)

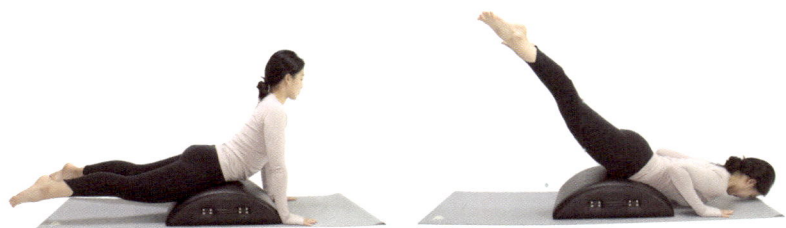

운동 목적
기립근과 대둔근 및 햄스트링과 흉근의 기능을 향상시키는 것을 목표

시작 자세
ARC 위에 엎드려 손은 어깨너비 보다 약간 넓게 벌려 어깨의 안정성 유지하며 뻗어 매트에 올려놓고, 몸통을 들어 올린다. 다리를 어깨너비 보다 약간 넓게 벌리고 뻗는다. 엉덩이를 신전 그리고 외회전 한다.

동작 설명
호흡을 내쉬며 팔꿈치를 구부리며 상체를 숙이며 척추와 엉덩이를 신전 시켜 허리를 활 처럼 만들면서 다리를 들어 올린다. 호흡을 들이마시며 시작 위치로 돌아와 반복해서 실시한다.

TIP 발목을 교차해서 엉덩이를 신전하면 내전근도 함께 강화시켜 줄 수 있다.

메뚜기 자세 (Grasshopper)

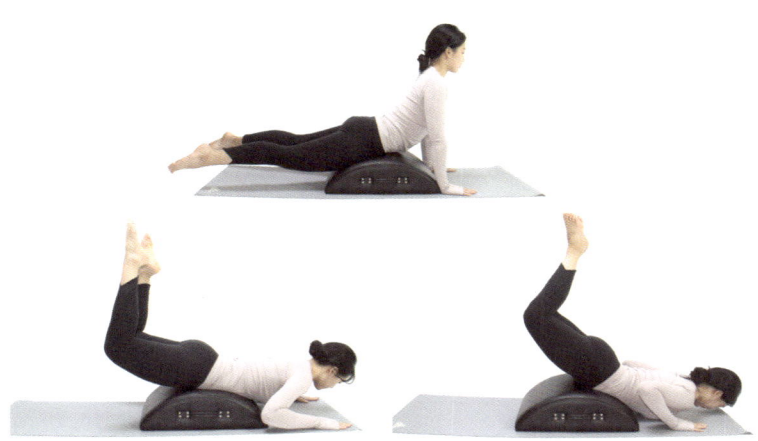

운동 목적
기립근과 대둔근 및 햄스트링과 흉근의 기능을 향상시키는 것을 목표

시작 자세
ARC 위에 엎드려 손은 어깨너비보다 약간 넓게 벌려 어깨의 안정성 유지하며 뻗어 매트에 올려놓고. 몸통을 들어 올린다. 다리를 어깨너비 보다 약간 넓게 벌리고 뻗는다. 엉덩이를 신전 그리고 외회전 한다.

동작 설명
호흡을 내쉬면서 팔꿈치를 구부리고 상체를 숙이며 척추와 엉덩이를 신전 시켜 허리를 활 처럼 만들면서 무릎을 굴곡 시켜 다리를 접으면서 들어 올린다. 호흡을 들이마시며 시작 위치로 돌아와 반복해서 실시한다.

TIP 무릎을 굴곡 시켜 번갈아 가며 발목을 교차하고 엉덩이를 신전하면 더 효과적으로 강화 시켜줄 수 있다.

Baby ARC Barrel

스위치 (Switch)

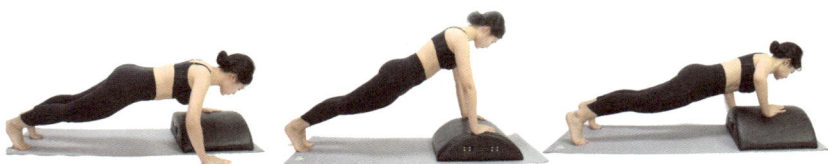

운동 목적
몸통과 어깨의 안정성 기능을 향상시키는 것을 목표

시작 자세
ARC 위에 한쪽 손을 올리고, 반대쪽 손은 바닥을 짚고, 다리를 어깨너비로 벌리고 푸시업 자세를 취한다.

동작 설명
호흡을 내쉬며 바닥에 있던 손을 ARC 위로 이동하고, 다른 손은 반대쪽 바닥을 짚는다. 호흡을 들이마시며 다시 ARC 위로 올라와 반대쪽 방향으로 실시하며, 양쪽을 번갈아 가면서 반복해서 실시한다.

TIP 다리를 벌리거나, 무릎을 구부리고 실시하면 난이도가 낮아지고, 모으거나 한쪽 다리를 들고하면 높아진다.

점프 스위치 푸시업 (Jump Switch Push Up)

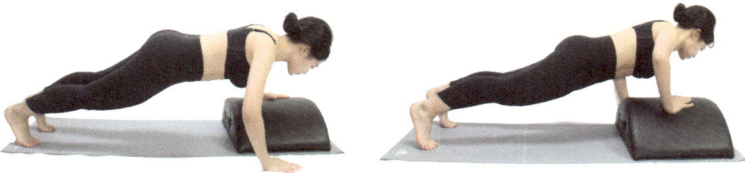

운동 목적
몸통과 어깨의 안정성과 순발력과 파워를 향상시키는 것을 목표

시작 자세
ARC 위에 한쪽 손을 올리고, 반대쪽 손은 바닥을 짚는다. 다리를 어깨너비로 벌리고 푸시업 자세를 취한다.

동작 설명
호흡을 내쉬며 팔꿈치를 구부렸다 점프하듯이 폭발적으로 바닥을 밀어 내면서 반대쪽으로 손의 위치를 바꾸며 넘어간다. 호흡을 들이마시며 팔꿈치를 폈다가 다시 내쉬며 반대 위치로 번갈아 가면서 반복해서 실시한다.

TIP 손목 부상에 주의하며, 단계별로 점프 높이를 조절하며 반응 시간을 빠르게 해야 한다.

Baby ARC Barrel

스파인 익스텐션 (Spinal Extension)

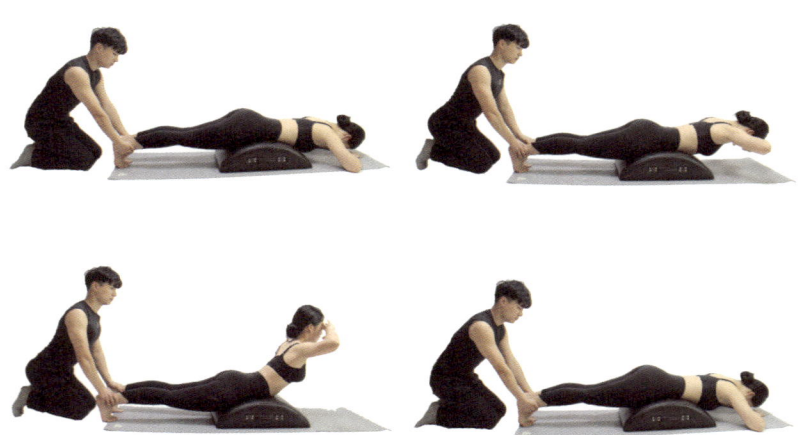

운동 목적
견갑골의 안정화 및 척추의 신전 능력을 향상시키는 것을 목표

시작 자세
ARC 위에 엎드려 요추를 약간 굴곡하는 자세를 취하고, 다리를 모아서 무릎을 편다. 팔은 접어서 이마 앞에 모아 주고 엎드려 파트너가 발목을 잡아준 상태에서 시작 자세를 취한다.

동작 설명
호흡을 내쉬며 바닥에서 부터 팔꿈치를 벌리면서 척추를 신전 해서 올라와 두 번 호흡 하고 호흡을 들이마시며 시작 위치로 돌아가 반복해서 실시한다.

TIP 요추가 아닌 척추 전체를 신전시켜야 하고 반동없이 부상에 주의하며 실시해야 한다.

프론 로테이션 (Prone Rotation)

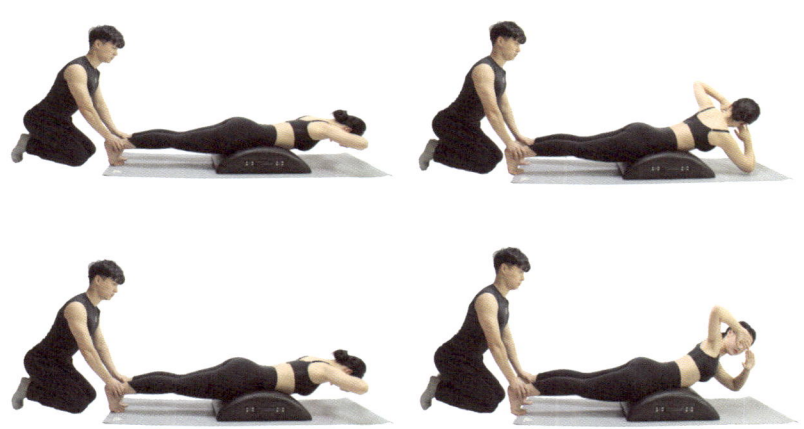

운동 목적
기립근, 햄스트링, 대둔근의 활성화와 몸통의 안정성 및 코어의 복사근과 복횡근 기능을 향상시키는 것을 목표

시작 자세
ARC 위에 엎드려 요추를 약간 굴곡하는 자세를 취하고, 다리를 모아서 무릎을 편다. 팔은 접어서 이마 앞에 모아 주고 엎드려 파트너가 발목을 잡아준 상태에서 시작 자세를 취한다.

동작 설명
호흡을 내쉬며 팔꿈치를 벌리고 유지한 상태에서 몸통을 한쪽 방향으로 들어 올리며 회전한다. 호흡을 들이마시며 시작 위치로 돌아와 호흡을 내쉬며 반대쪽 방향으로 회전한다. 양쪽 방향으로 번갈아 가면서 반복해서 실시한다.

TIP 외측 굴곡이나 전방 굴곡 또는 신전 없이 중립위치에서 회전해야 한다.

Baby ARC Barrel

프론 로테이션 리치 (Prone Rotation Reach)

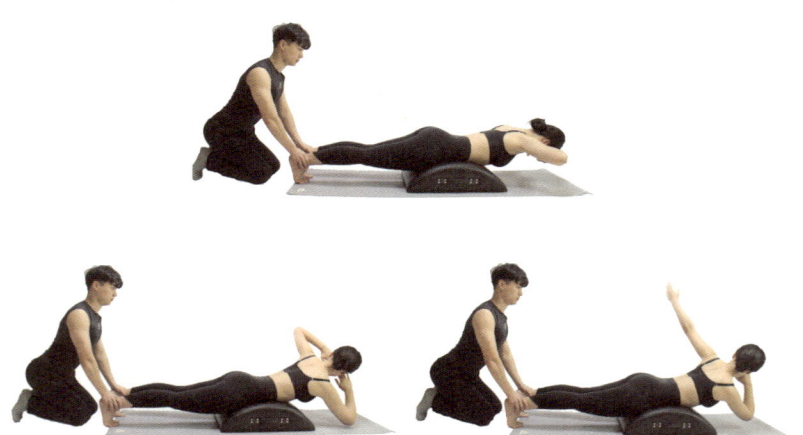

운동 목적
하지와 몸통의 안정성 및 어깨 후면의 근육과 코어 근육들의 기능을 향상시키는 것을 목표

시작 자세
ARC 위에 엎드려 요추를 약간 굴곡하는 자세를 취하고, 다리를 모아 무릎을 편다. 팔은 접어서 이마 앞에 모아 주고 엎드려 파트너가 발목을 잡아준 상태에서 시작 자세를 취한다.

동작 설명
호흡을 내쉬며 팔꿈치를 벌리고 유지한 상태에서 몸통을 한쪽 방향으로 들어 올리며 회전 후 올라간 쪽 팔의 팔꿈치를 피면서 뒤쪽 사선 방향으로 손을 뻗어 준다. 호흡을 들이마시며 시작 위치로 돌아와 호흡을 내쉬며 반대쪽 방향으로 회전하며 반대쪽 팔을 실시한다. 양쪽 방향으로 번갈아 가면서 반복해서 실시한다.

TIP 팔을 뻗을 때 다리부터 머리까지 일자를 유지하면서 반동없이 실시해야 한다.

프론 로테이션 위드 밴딩 리치
(Prone Rotation With Bending Reach)

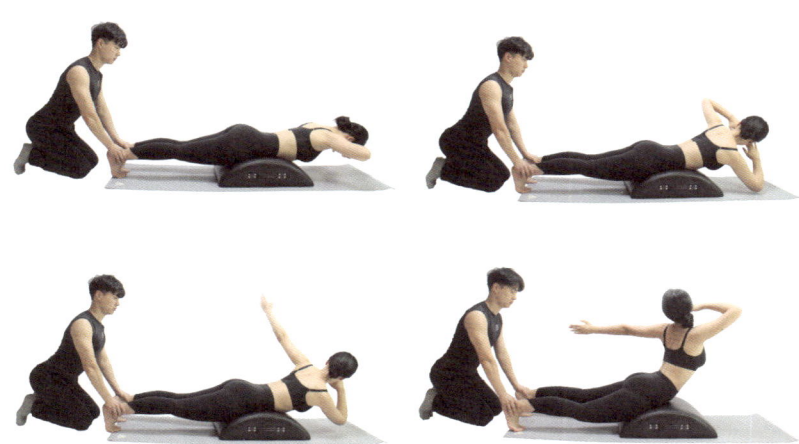

운동 목적
하지와 몸통의 안정성 및 어깨 후면의 근육과 코어 근육들의 신전과 굴곡 기능을 향상시키는 것을 목표

시작 자세
ARC 위에 엎드려 요추를 약간 굴곡하는 자세를 취하고. 다리를 모아서 무릎을 편다. 팔은 접어서 이마 앞에 모아 주고 엎드려 파트너가 발목을 잡아준 상태에서 시작 자세를 취한다.

동작 설명
호흡을 내쉬며 팔꿈치를 벌리고 유지한 상태에서 몸통을 한쪽 방향으로 들어 올리며 회전 후 올라간 쪽의 팔의 팔꿈치를 피면서 뒤쪽 사선 방향으로 손을 뻗어 주고 측면으로 굴곡한다. 호흡을 들이마시며 시작 위치로 돌아와 호흡을 내쉬며 반대쪽으로 회전하며 반대쪽 방향을 실시한다. 양쪽 방향으로 번갈아 가면서 반복해서 실시한다.

> **TIP** 난이도가 높은 동작이기 때문에 허리 부상에 주의하며 실시해야 한다.

Baby ARC Barrel

프로트렉션 (Protraction)

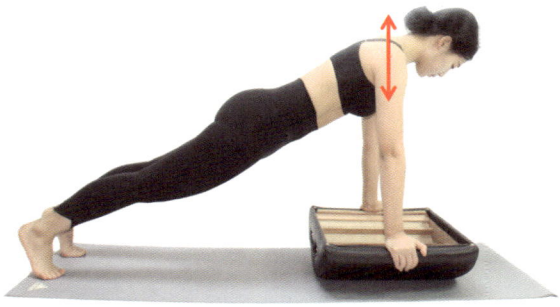

운동 목적
견갑골의 안정화 및 전거근의 기능을 향상시키는 것을 목표

시작 자세
ARC를 뒤집어 팔꿈치를 펴고 양손으로 잡는다. 다리를 골반 넓이로 벌려 푸시업 자세를 취한다.

동작 설명
호흡을 내쉬며 양손을 아래로 누르며 전거근을 수축해 견갑골을 전인하며 상부 흉추를 밀어 낸다. 호흡을 들이마시며 팔꿈치는 편상태에서 견갑골만 후인해서 모아 주고 반복해서 실시한다.

TIP 익상 견갑 문제를 해결하는데 효과적인 동작이다.

얼터네이트 프로트렉션 (Alternate Protraction)

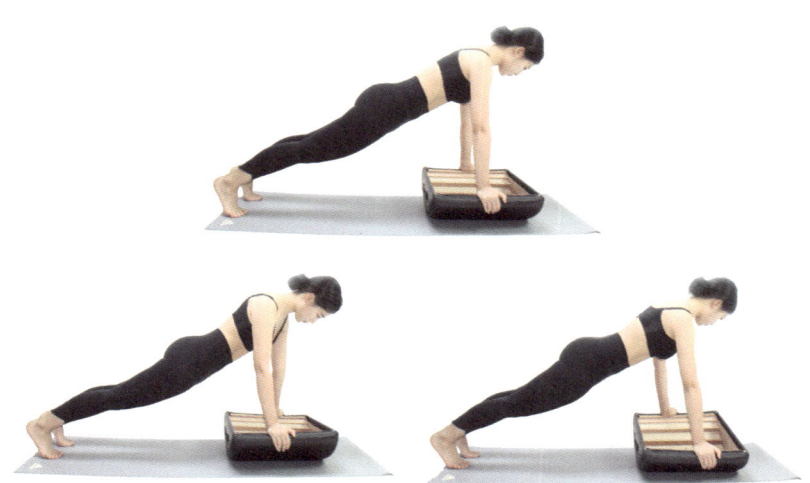

운동 목적
견갑골의 안정화 및 전거근의 기능을 향상시키는 것을 목표

시작 자세
ARC를 뒤집어 팔꿈치를 펴고 양손으로 잡는다. 다리를 골반 넓이로 벌려 푸시업 자세를 취한다.

동작 설명
호흡을 내쉬며 한쪽 손을 아래로 누르며 견갑골을 전인 시키며 무게 중심을 이동한다. 호흡을 들이마시며 시작 자세로 돌아와 호흡을 내쉬며 반대쪽 방향을 실시하고 번갈아 가면서 반복한다.

TIP 좌우 어깨가 불균형한 경우 이를 개선하는데 효과적인 운동이다.

Baby ARC Barrel

닐링 킥 백 (Kneeling Kick Back)

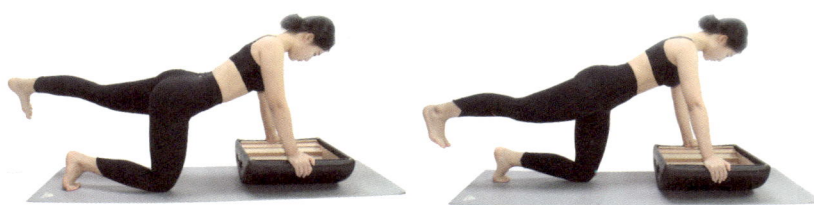

운동 목적
견갑골의 안정화 및 둔근과 햄스트링의 기능을 향상시키는 것을 목표

시작 자세
ARC를 뒤집어 팔꿈치를 펴고 양손으로 잡는다. 양쪽 무릎을 굽혀 어깨너비 만큼 벌리고 시작 자세를 취한다.

동작 설명
호흡을 내쉬며 한쪽 다리의 무릎은 펴면서 발등은 몸쪽으로 당겨 뻗어 올린다. 호흡을 들이마시며 시작 위치로 돌아와 호흡을 내쉬며 반대쪽 다리의 무릎을 피면서 뒤쪽으로 뻗으며 두 다리를 번갈아 가면서 반복한다.

 TIP 어깨와 코어를 안정화 시킨 상태에서 둔근을 강화 시킬 수 있는 운동이며 반동없이 실시해야 한다.

킥 백 (Kick Back)

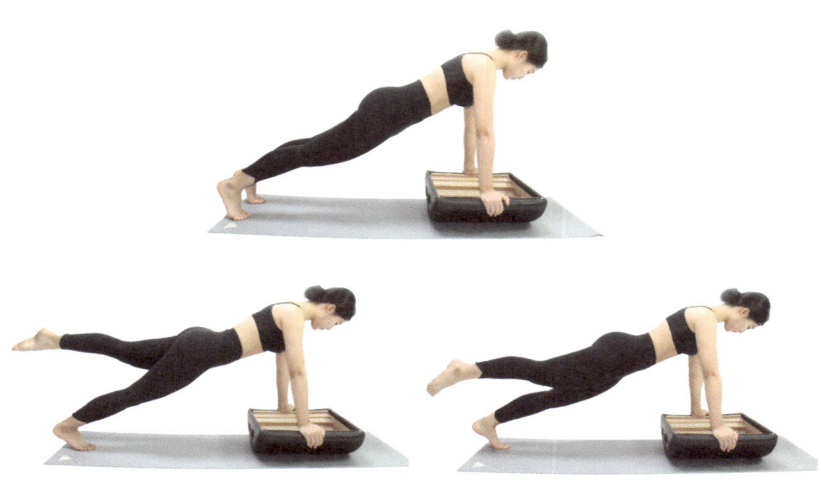

운동 목적
코어 머슬과 견갑골의 안정화 및 둔근과 햄스트링의 기능을 향상시키는 것을 목표

시작 자세
ARC를 뒤집어 팔꿈치를 펴서 양손으로 잡고 양쪽 무릎을 편다. 다리를 골반 넓이 벌리고 시작 자세를 취한다.

동작 설명
호흡을 내쉬며 한쪽 다리의 뒤쪽으로 뻗어서 들어 올린다. 호흡을 들이마시며 시작 위치로 돌아와 호흡을 내쉬며 반대쪽 다리를 뒤쪽으로 뻗는다. 호흡을 하며 두 다리를 번갈아 가면서 반복한다.

> **TIP** 다리를 들어올릴 때 몸과 일직선으로 들어올리며, 응용 동작으로 사선 대각선 방향으로 할 수도 있다.

Baby ARC Barrel

레그 스위치 (Leg Switch)

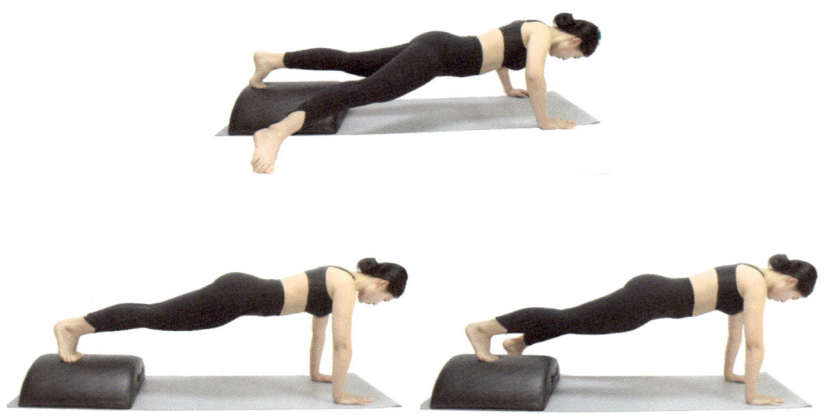

운동 목적
어깨의 안정성과 하체와 코어의 기능을 향상시키는 것을 목표

시작 자세
ARC 위에 양쪽 발을 올리고, 양손은 바닥을 짚는다. 푸시업 자세를 취한다.

동작 설명
호흡을 내쉬며 ARC 위에 있던 한쪽 발을 바닥으로 벌려 준다. 호흡을 들이마시며 시작위치로 돌아와 호흡을 내쉬며 반대쪽 방향을 실시한다. 양쪽 방향을 다리를 번갈아 가면서 반복해서 실시한다.

TIP 동작이 익숙해 지면 중간에 두 다리를 모으는 동작을 생략하고 다리로 점프해서 반대쪽으로 넘어가면 더 효과적이다.

레그 스위치 푸시업 (Leg Switch Push Up)

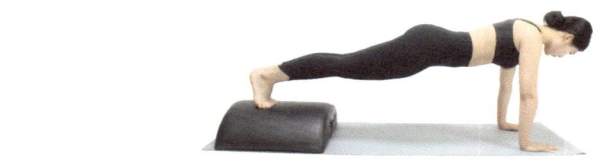

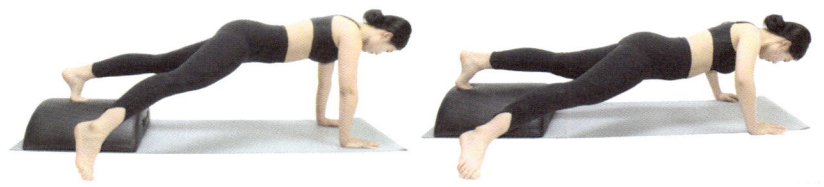

운동 목적
상체 근력 강화와 어깨의 안정성과 하체와 코어의 기능을 향상시키는 것을 목표

시작 자세
ARC 위에 양쪽 발을 올리고, 양손은 바닥을 짚는다. 푸시업 자세를 취한다.

동작 설명
호흡을 내쉬며 ARC 위에 있던 한쪽 발을 바닥으로 벌려 주며 동시에 푸시업을 실시한다. 호흡을 들이마시며 시작위치로 돌아와 호흡을 내쉬며 반대쪽 방향을 실시한다. 양쪽 방향을 번갈아 가면서 반복해서 실시한다.

TIP 양손 사이의 거리를 조절 해서 난이도를 조절 할 수 있다.

Baby ARC Barrel

닐링 푸시업 (Kneeling Push Up)

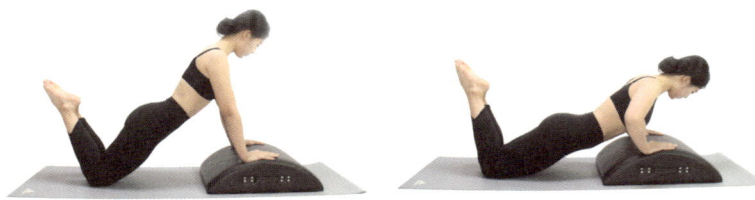

운동 목적
상체와 팔의 근력 강화와 코어의 기능을 향상시키는 것을 목표

시작 자세
ARC 위에 양손을 어깨너비로 올리고, 무릎을 접어서 발은 들어 올린 상태에서 푸시업 자세를 취한다.

동작 설명
호흡을 내쉬며 ARC 위에 있는 팔의 팔꿈치를 구부리며 상체를 ARC 방향으로 숙이며 푸시업을 실시한다. 호흡을 들이마시며 시작 위치로 돌아와 반복해서 실시한다.

 TIP 들고 있는 발을 내리면 난이도가 낮아지고, 발은 내리고 무릎을 들어 올리면 난이도가 높아진다.

푸시업 (Push Up)

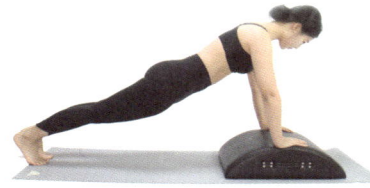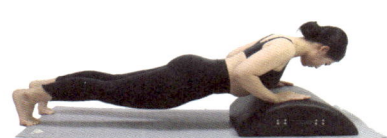

운동 목적
상체와 팔의 근력 강화와 코어의 기능을 향상시키는 것을 목표

시작 자세
ARC 위에 양손을 어깨너비로 올리고, 무릎을 편다. 골반 넓이로 벌리고 푸시업 자세를 취한다.

동작 설명
호흡을 내쉬며 ARC 위에 있는 팔의 팔꿈치를 구부리며 상체를 ARC 방향으로 숙이며 푸시업을 실시한다. 호흡을 들이마시며 시작 위치로 돌아와 반복해서 실시한다.

> **TIP** 가슴이 내려가는 깊이에 따라 난이도 조절이 가능하며 팔꿈치를 옆구리에 최대한 붙이면서 실시해야 한다.

Baby ARC Barrel

레그 풀 프론트 (Leg Pull Front)

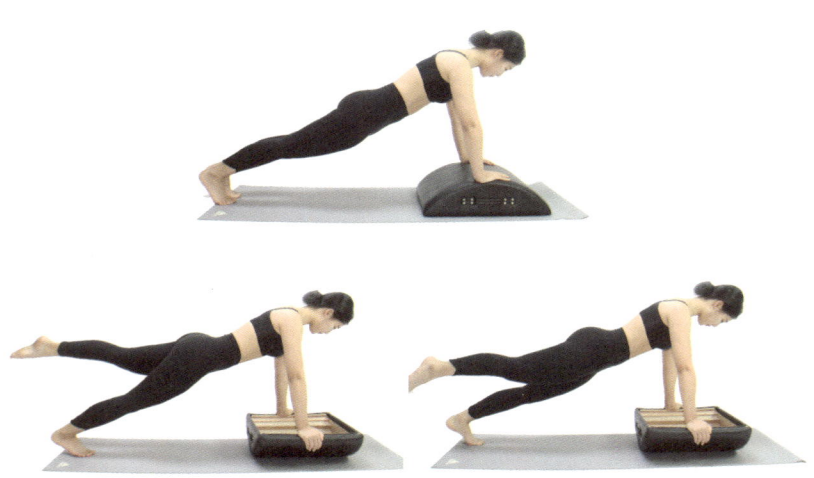

운동 목적
견갑골과 어깨, 팔 그리고 몸통의 안정성과 호흡과 엉덩이와 발목의 움직임 기능을 향상시키는 것을 목표

시작 자세
ARC 위에 양손을 어깨너비로 올리고, 무릎을 편다. 다리를 골반 넓이로 벌려서 푸시업 자세를 취한다.

동작 설명
호흡을 내쉬며 한쪽 다리를 들어 올려 발등을 몸 쪽으로 당겼다가 뻗는 동작을 3~6회 실시한 후 호흡을 들이마시며 시작자세로 돌아가 반대쪽 방향을 실시하고 번갈아 가면서 반복해서 실시한다.

TIP 다리를 드는 동작과 같은 체중 이동시 골반의 균형을 위해 엉덩이 신전을 잘 유지해야 한다.

크롤링 레그 리프트 (Crawling Leg lift)

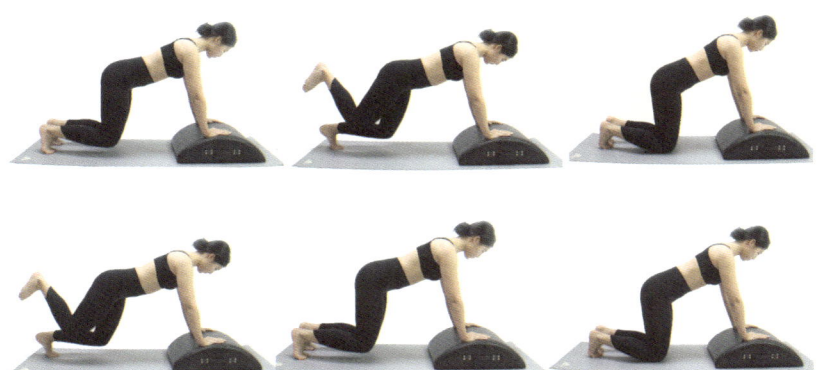

운동 목적
간갑골과 어깨, 팔 그리고 몸통의 안정성과 호흡과 엉덩이와 발목의 움직임 기능을 향상시키는 것을 목표

시작 자세
ARC 위에 양손을 어깨너비로 올리고, 무릎을 구부린 상태에서 발은 골반 넓이로 벌린다. 다리는 바닥에서 들어올려 기어가는 자세를 취한다.

동작 설명
호흡을 내쉬며 한쪽 다리의 발을 무릎을 접으며 들어 올린다. 호흡을 들이마시며 시작 위치로 돌아가고, 호흡을 내쉬며 반대쪽 다리를 실시한다. 호흡과 함께 두 다리를 번갈아 가면서 반복해서 실시한다.

TIP 동작을 하는 동안 골반의 정렬을 유지하며 반동없이 천천히 실시해야 한다.

Baby ARC Barrel

싸이 스트레치 (Thigh Stretch)

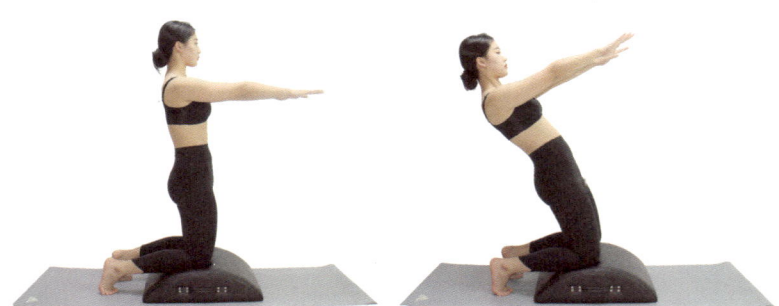

운동 목적
허벅지 전면의 대퇴 사두근을 늘려주고 코어의 안정성 기능을 향상시키는 것을 목표

시작 자세
ARC 위에 무릎을 구부리고 올라가서 엉덩이를 든다. 양손을 가슴 앞에 뻗고 시작 자세를 취한다.

동작 설명
호흡을 내쉬며 골반을 앞으로 밀어 동시에 두 팔을 앞으로 내밀면서 상체를 뒤로 넘겨준다. 호흡을 들이 마시면서 시작 자세로 돌아와 반복해서 실시한다.

 TIP 동작을 수행하는 동안 몸을 최대한 일자로 만들려고 해야 하며 최종 동작은 Z 자 모양이 되야 한다.

힌지 스카플라 프로트렉션 (Hinge Scapula Protraction)

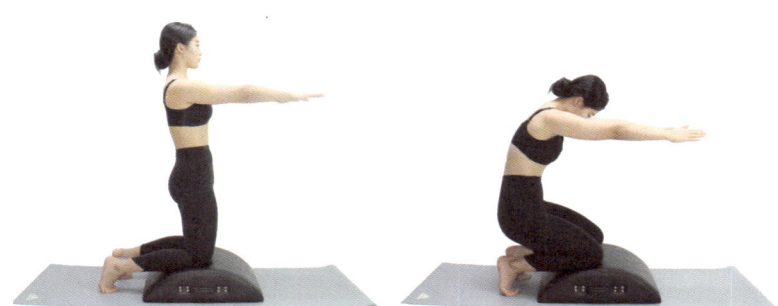

운동 목적
허벅지 전면의 대퇴 사두근을 늘려주고 골반의 안정성과 전거근과 견갑골의 기능을 향상시키는 것을 목표

시작 자세
ARC 위에 무릎을 구부리고 올라가서 엉덩이를 든다. 양손을 가슴 앞에 뻗고 시작 자세를 취한다.

동작 설명
호흡을 내쉬며 골반을 뒤로 빼면서 힌지 동작을 취하며 동시에 두 팔을 앞으로 내밀면서 상체를 숙여 준다. 호흡을 들이 마시면서 시작 자세로 돌아와 반복해서 실시한다.

TIP 척추 후면의 근육과 견갑골의 움직임을 인지하며 실시한다.

Baby ARC Barrel

런지 앤 스트레칭 (Lung And Streching)

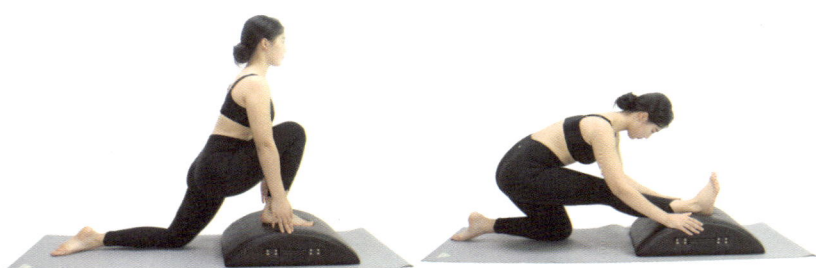

운동 목적
발목과 장요근과 햄스트링의 움직임 기능을 향상시키는 것을 목표

시작 자세
ARC 위에 한쪽 발을 올리고 반대쪽 다리는 무릎을 구부려 바닥에 놓는다. 양손의 끝을 ARC에 잡고 런지 자세를 취한다.

동작 설명
호흡을 마시며 골반을 앞으로 밀어주면서 장요근을 늘려준다. 호흡을 내쉬며 ARC 위에 있던 다리의 무릎을 피면서 골반을 뒤로 이동시키고 상체를 숙여주면서 햄스트링을 늘려준다. 한쪽에 3~5회 반복 후 다리를 바꿔서 반대쪽 방향을 실시한다.

TIP 반동을 사용해서는 안 되며 부상에 주의하며 단계별로 늘리도록 해야 한다.

스텐딩 스트레치 (Standing Strech)

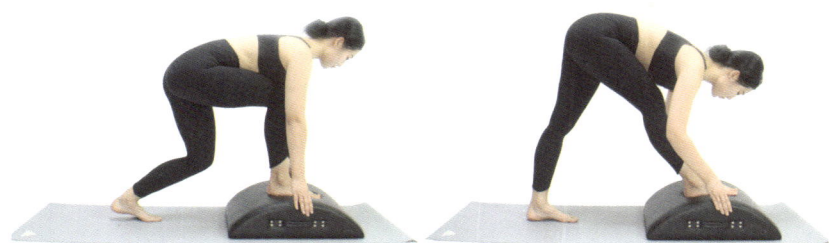

운동 목적
종아리와 햄스트링 및 둔근의 움직임 기능을 향상시키는 것을 목표

시작 자세
ARC 위에 한쪽 발을 올리고 무릎을 구부리고 반대쪽 다리는 바닥에 놓는다. 양손으로 ARC의 끝을 잡고 상체를 숙이고 시작 자세를 취한다.

동작 설명
호흡을 내쉬며 골반을 뒤쪽으로 들어 올리며 ARC 위에 올리고 있던 다리를 펴준다. 호흡을 들이마시며 시작 자세로 돌아가서 반복해서 실시 한 후 발을 바꾸고 반대쪽 방향을 실시한다.

 TIP 발끝의 정면, 안쪽 45도, 바깥쪽 45도 방향으로 돌리고 3가지 방향으로 실시하면 더 효과적이다.

Baby ARC Barrel

스텐딩 암 로테이션 (Standing Arm Rotation)

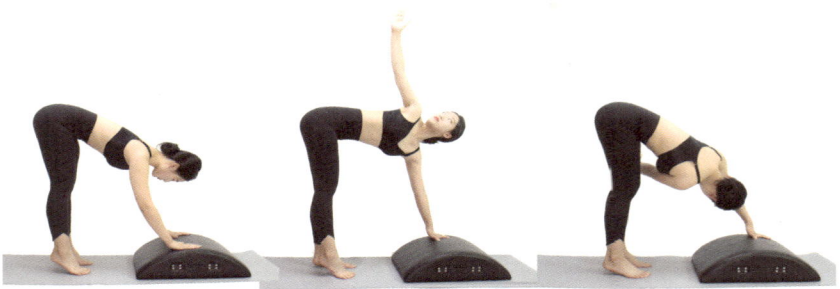

운동 목적
흉추의 가동성과 햄스트링 및 둔근의 움직임 기능을 향상시키는 것을 목표

시작 자세
어깨너비로 다리를 벌리고 서서 ARC 위에 상체를 숙여 양손을 벌려 집고 시작 자세를 취한다.

동작 설명
호흡을 내쉬며 한쪽 손을 옆으로 들어 올려 상체를 회전해서 천장까지 들어 올린다. 호흡을 들이마시며 시작 위치로 돌아와 호흡을 내쉬며 골반 안쪽으로 뻗어 준다. 한쪽을 3~5회 실시 후 팔을 바꿔서 반대쪽 방향을 실시한다.

> **TIP** 상부 흉추를 운동 시키기 위해서는 한쪽 팔을 머리 뒤를 잡고 팔꿈치를 회전 시키는 동작이 더 효과적이다.

사이드 스쿼트 (Side Squat)

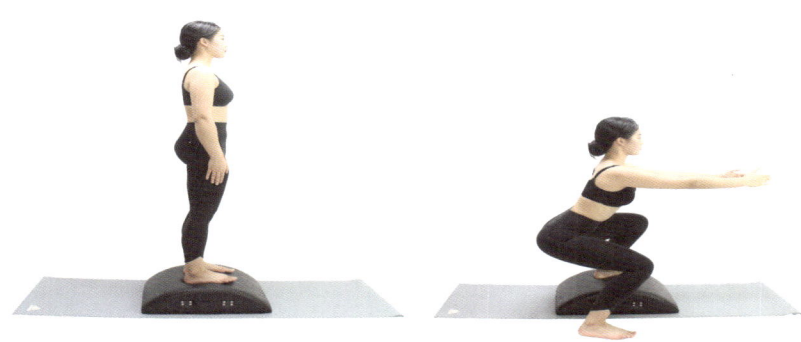

운동 목적
코어와 하체 근력을 향상시키는 것을 목표

시작 자세
손은 골반 옆에 위치하며 ARC 위에 두 발을 모으고 서서 시작 자세를 취한다.

동작 설명
호흡을 내쉬며 한쪽 발을 한쪽 옆으로 내리며 골반을 뒤로 빼면서 무릎을 구부리고, 팔을 앞으로 뻗으며 들어올려서 스쿼트를 한다. 호흡을 들이마시며 시작 위치로 돌아가 호흡을 내쉬며 반대쪽 방향을 실시하고, 호흡을 하면서 양쪽 방향을 번갈아 가면서 실시한다.

TIP 동작이 익숙해 지면 중간 동작을 생략하고 옆으로 점프해서 다리를 바꾸며 실시하면 더 효과적이다.

Baby ARC Barrel

사이드 스쿼트 밸런스 (Side Squat Balance)

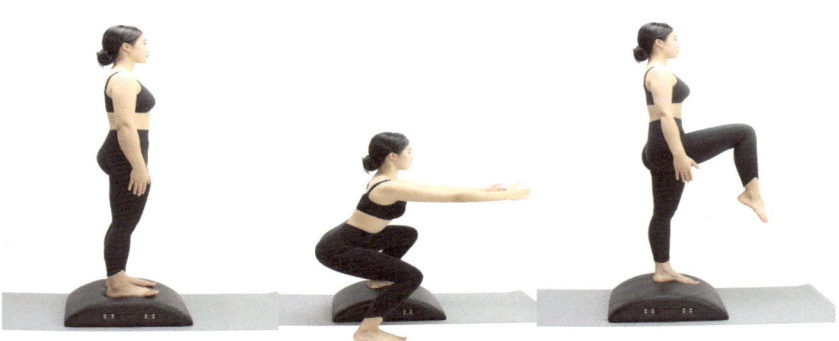

운동 목적
코어와 하체 근력 및 신체 균형 능력을 향상시키는 것을 목표

시작 자세
손은 골반 옆에 위치하며 ARC 위에 두 발을 모으고 서서 시작 자세를 취한다.

동작 설명
호흡을 내쉬며 한쪽 발을 한쪽 옆으로 내리며 골반을 뒤로 빼면서 두 릎을 구부리고, 팔꿈치를 접으며 들어 올려서 스쿼트를 한다. 호흡을 들이마시며 시작 위치로 돌아가 호흡을 내쉬며 무릎을 가슴 쪽으로 들어 올리고 5~10초간 버틴다. 한쪽 다리를 3~5회 실시 한 후 반대쪽 방향을 실시한다.

TIP 동작이 익숙해 지면 무릎을 들어 올린 후 다리를 앞으로 뻗어 올리고 버티면 더 효과적이다.

사이드 스쿼트 밸런스 로테이션
(Side Squat Balance Rotation)

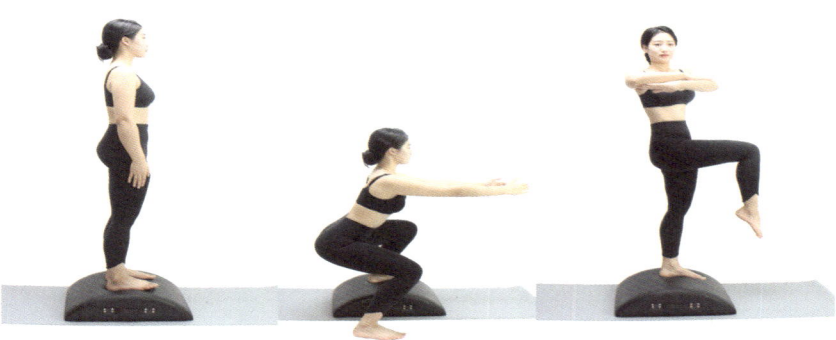

운동 목적
복사근과 복횡근 및 하체 근력과 신체 균형 능력을 향상시키는 것을 목표

시작 자세
손은 골반 옆에 위치하며 ARC 위에 두 발을 모으고 서서 시작 자세를 취한다.

동작 설명
호흡을 내쉬며 한쪽 발을 한쪽 옆으로 내리며 골반을 뒤로 빼면서 무릎을 구부리고, 팔꿈치를 접으며 들어 올려서 스쿼트를 한다. 호흡을 들이마시며 시작 위치로 돌아가 호흡을 내쉬며 무릎을 가슴 쪽으로 들어 올리고 상체를 들어올린 쪽 다리 방향으로 양손과 함께 회전한다. 한쪽 다리를 3~5회 실시 한 후 반대쪽 방향을 실시한다.

> **TIP** 동작이 익숙해지면 양쪽 방향을 번갈아 가면서 실시 하는 것이 더 효과적이다.

Baby ARC Barrel

스타 런지 (Star Lunge)

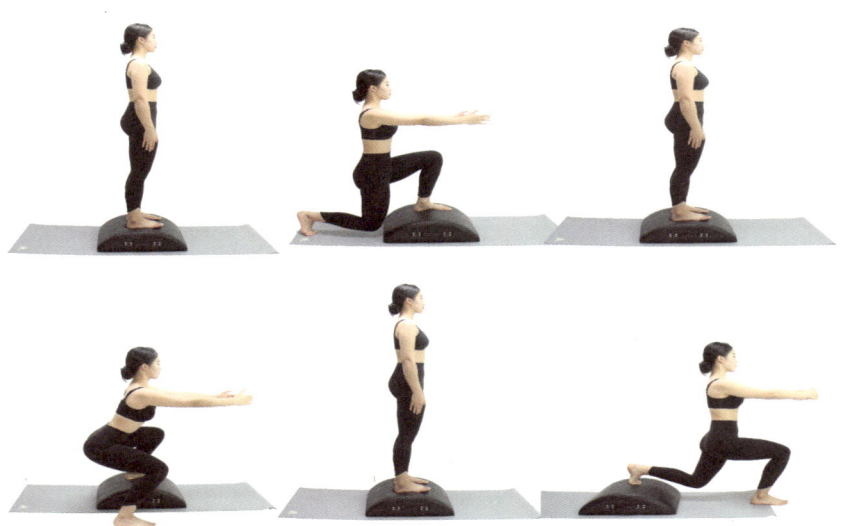

운동 목적
하체 전면과 후면 근력과 신체 균형 능력을 향상시키는 것을 목표

시작 자세
손은 골반 옆에 위치하며 ARC 위에 두 발을 모으고 서서 시작 자세를 취한다.

동작 설명
호흡을 내쉬며 한쪽 다리를 ARC 뒤로 내리면서 런지 자세를 취한다. 호흡을 들이마시며 시작 자세로 돌아왔다가, 호흡을 내쉬며 ARC 옆으로 다리를 내려 스쿼트 자세를 취한다. 호흡을 들이마시며 시작 자세로 돌아왔다가, 호흡을 내쉬며 ARC 앞으로 다리를 내려 런지 자세를 취한다. 호흡을 마시며 시작위치로 돌아와 호흡을 내쉬며 반대쪽 다리를 실시 하며, 양쪽 다리를 번갈아 가면서 실시한다.

> **TIP** 기본적인 3방향 외에도 앞쪽 대각선 방향이나 뒤쪽 대각선 방향도 추가해 주면 더 효과적이다.

스타 런지 밸런스 (Star Lunge Balance)

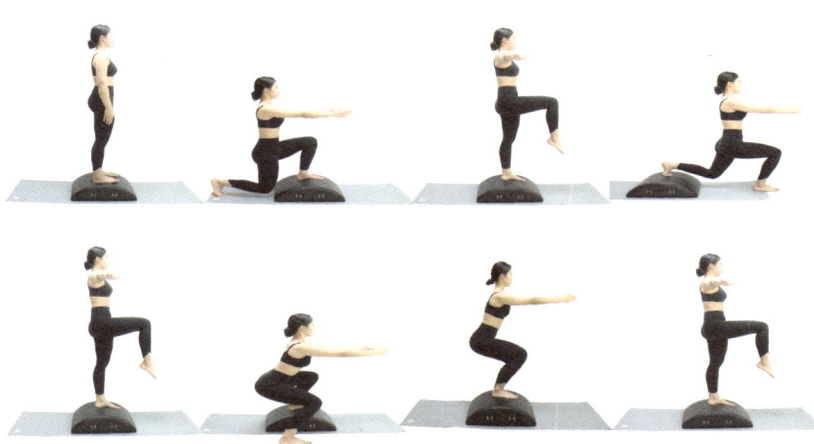

운동 목적
하체 전면과 후면 근력과 신체 균형 능력을 향상시키는 것을 목표

시작 자세
손은 골반 옆에 위치하며 ARC 위에 두 발을 모으고 서서 시작 자세를 취한다.

동작 설명
호흡을 내쉬며 한쪽 다리를 ARC 뒤로 내리면서 런지 자세를 취한다. 호흡을 들이마시며 시작 위치로 돌아와 양손을 가슴 옆으로 들어 올려 벌리면서 무릎을 접어 가슴 쪽으로 끌어 올린다. 호흡을 내쉬며 ARC 앞으로 다리를 내려 런지 자세를 취하고 호흡을 들이마시며 시작 위치로 돌아와 양손을 가슴 옆으로 들어 올려 벌리면서 무릎을 접어 가슴 쪽으로 끌어 올린다. 호흡을 내쉬며 ARC 옆으로 다리를 내려 스쿼트 자세를 취하고 호흡을 들이마시며 시작 위치로 돌아와 양손을 가슴 옆으로 들어 올려 벌리면서 무릎을 접어 가슴 쪽으로 끌어 올린다. 호흡을 들이마시며 시작자세로 돌아와 호흡을 내시며 반대쪽 다리를 실시하며, 양쪽 다리를 번갈아 가면서 실시한다.

TIP 동작이 익숙해지면 다리를 들어 올린후 상체를 회전시켜 주면 더 효과적이다.

Baby ARC Barrel

스텐딩 밸런스 앤 스쿼트 (Standing Balance and Squat)

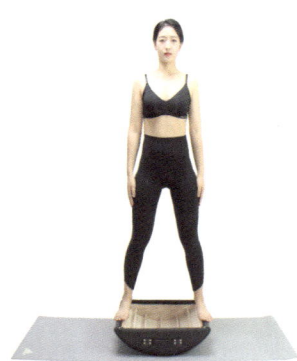 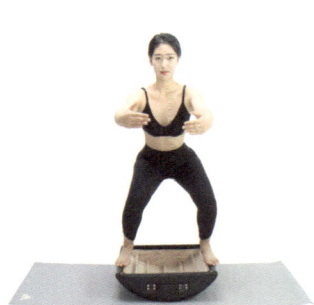

운동 목적
대퇴사두근과 고유수용성 밸런스 능력을 향상시키는 것을 목표

시작 자세
ARC를 뒤집어 놓고 손은 골반 옆에 위치하며 두발을 ARC 위에 다리를 벌려 서서 시작 자세를 취한다.

동작 설명
호흡을 내쉬며 양팔을 앞으로 들어 올리면서 무릎을 구부려 엉덩이를 뒤로 빼면서 스쿼트를 실시한다. 호흡을 들이마시며 시작자세로 돌아가서 반복해서 실시한다.

TIP 발을 좌/우로 이동하며 각 발 사이의 무게 중심을 찾으며 균형능력과 움직임 통제 능력을 강화 한다.

스쿼트 트위스트 (Squat Twist)

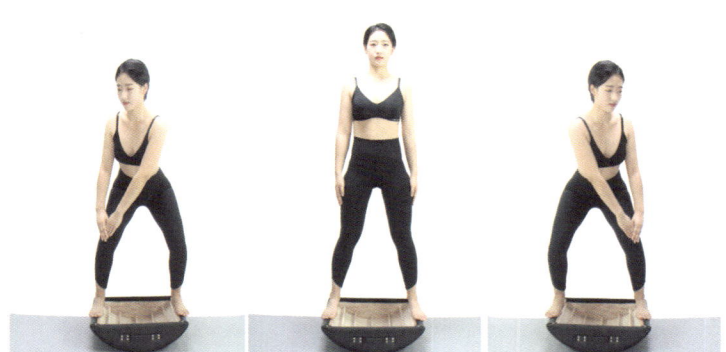

운동 목적
대퇴사두근과 고유수용성 밸런스 능력을 향상시키는 것을 목표

시작 자세
ARC를 뒤집어 놓고 손은 골반 옆에 위치하며 두발을 ARC 위에 다리를 벌려 서서 시작 자세를 취한다.

동작 설명
호흡을 내쉬며 골반을 살짝 뒤로 당기며 양 무릎을 천천히 구부린다. 상체를 한쪽 방향으로 비틀어 양손으로 한쪽 무릎을 터치한다. 골반을 앞으로 밀어 주며 시작 자세로 돌아와 양쪽을 번갈아 가면서 반복해서 실시한다.

TIP 좌우 균형을 유지하며 최대한 중심을 잡고 흔들리지 않은 상태에서 실시해야 한다.

Baby ARC Barrel

Baby ARC 필라테스 교과서

부록

추천도서 안내
교육안내
협력업체

Baby ARC Barrel

Baby ARC 필라테스 교과서

추천도서 안내

전문가 완성을 위한 필독서

Baby ARC Barrel

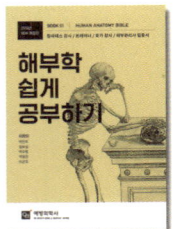

해부학 쉽게 공부하기
박민주 외 4명 지음
예방의학사
12,000원

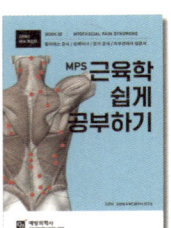

MPS 근육학 쉽게 공부하기
김보성 외 4명 지음
예방의학사
12,000원

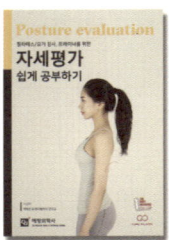

자세평가 쉽게 공부하기
백형진 외 3명 지음
예방의학사
15,000원

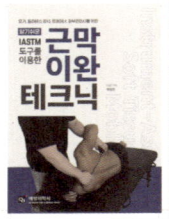

근막이완 테크닉
백형진 외 9명 지음
예방의학사
15,000원

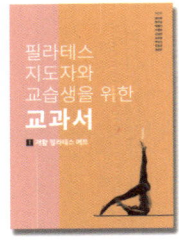

필라테스 지도자와 교습생을 위한 교과서 1
[재활필라테스 매트]
국제재활코어필라테스협회 지음
예방의학사
45,000원

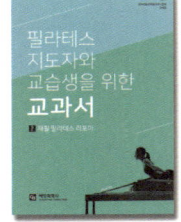

필라테스 지도자와 교습생을 위한 교과서 2
[재활필라테스 리포머]
국제재활코어필라테스협회 지음
예방의학사
45,000원

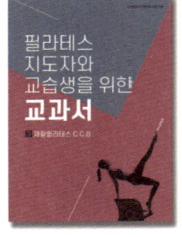

필라테스 지도자와 교습생을 위한 교과서 3
[재활필라테스 C.C.B]
국제재활코어필라테스협회 지음
예방의학사
45,000원

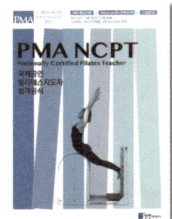

PMA-NCPT
박상윤 외 명 지음
예방의학사
12,000원

Baby ARC 필라테스 교과서

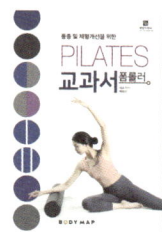

폼롤러 필라테스 교과서

백형진 외 7명 지음
예방의학사
12,000원

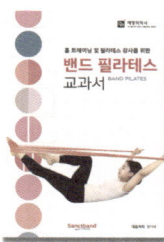

밴드 필라테스 교과서

양지혜 외 6명 지음
예방의학사
15,000원

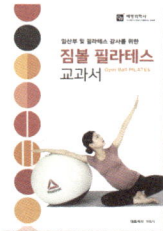

짐볼 필라테스 교과서

양홍석 외 6명 지음
예방의학사
15,000원

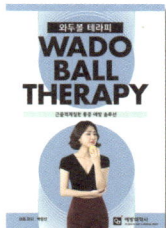

와두볼 테라피

백형진 외 9명 지음
예방의학사
10,000원

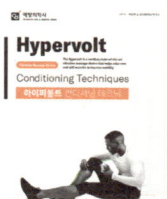

하이퍼볼트
컨디셔닝 테크닉

백형진 외 6명 지음
예방의학사
10,000원

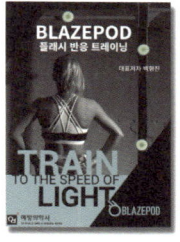

BLAZEPOD
플래시 반응 트레이닝

백형진 외 9명 지음
예방의학사
10,000원

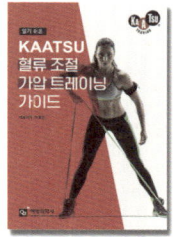

KAATSU 혈류 조절
가압 트레이닝 가이드

박호연 외 8명 지음
예방의학사
15,000원

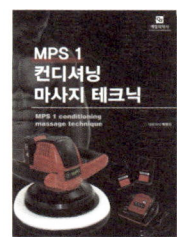

MPS 1
컨디셔닝 마사지 테크닉

백형진 외 4명 지음
예방의학사
10,000원

Baby ARC Barrel

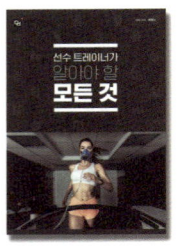

선수 트레이너가
알아야 할 모든 것

백형진 외 54명 지음
예방의학사
15,000원

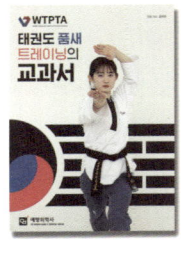

태권도 품새
트레이닝의 교과서

전민우 외 7명 지음
예방의학사
20,000원

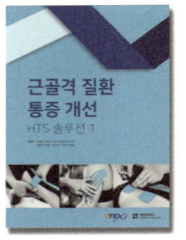

근골격 질환 통증 개선
HTS 솔루션 1

서다운 외 9명 지음
예방의학사
20,000원

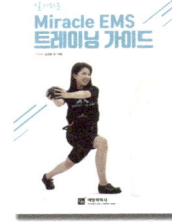

Miracle EMS
트레이닝 가이드

김경호 외 16명 지음
예방의학사
15,000원

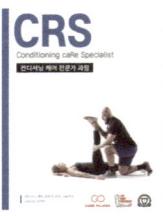

컨디셔닝 케어 전문가 과정

박주형 지음
신진의학사
비매품

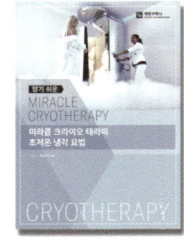

Miracle 크라이오 테라피
초저온 냉각 요법

백형진 외 6명 지음
예방의학사
20,000원

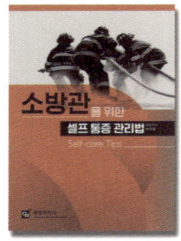

소방관을 위한
셀프 통증 관리법

박주형 외 5명 지음
예방의학사
비매품

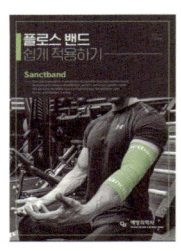

플로스밴드 쉽게 적용하기

김성언 외 7명 지음
예방의학사
15,000원

Baby ARC 필라테스 교과서

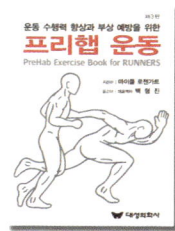

프리햅 운동

마이클 로젠가트 지음
백형진 외 10명 옮김
대성의학사
50,000원

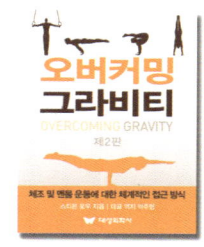

오버커밍 그라비티

스티븐 로우 지음
박주형 외 22명 옮김
대성의학사
45,000원

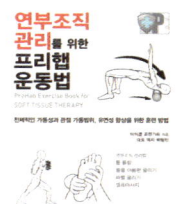

**연부조직 관리를 위한
프리햅 운동법**

마이클 로젠가트 지음
백형진 외 10명 옮김
대성의학사
16,000원

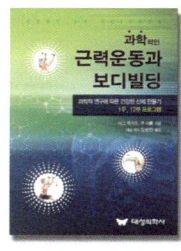

과학적인 근력운동과 보디빌딩

더그 맥거프, 존 리들 지음
김성언 외 16명 옮김
대성의학사
30,000원

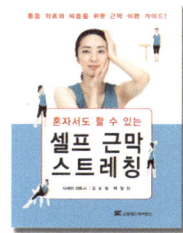

셀프 근막 스트레칭

타케이 히토스 지음
김효철, 백형진 옮김
신흥메드싸이언스
15,000원

Baby ARC Barrel

Baby ARC 필라테스 교과서

교육 안내

Baby ARC Barrel

커리큘럼 안내 Curriculum Structure
코어필라테스 / 바디메카닉 / 대한예방운동협회

 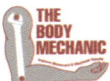

본 협회의 커리큘럼의 구조는 크게 5단계로 되어있습니다. 입문, 기초단계, 실전단계, 심화과정, 육성과정의 코스로 교육생의 수준 및 다양한 환경에 맞게 선택적으로 교육과정을 이수할 수 있습니다. 수년간의 교육 과정을 통해 완성된 본 협회의 커리큘럼을 직접 경험해보시길 바랍니다.

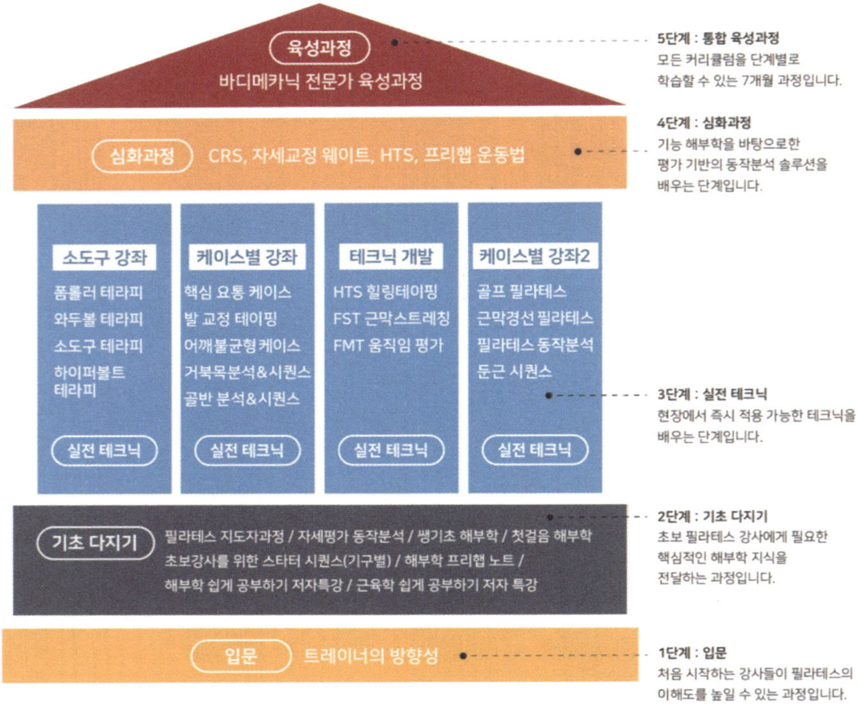

5단계 : 통합 육성과정
모든 커리큘럼을 단계별로 학습할 수 있는 7개월 과정입니다.

육성과정
바디메카닉 전문가 육성과정

4단계 : 심화과정
기능 해부학을 바탕으로 한 평가 기반의 동작분석 솔루션을 배우는 단계입니다.

심화과정
CRS, 자세교정 웨이트, HTS, 프리햅 운동법

3단계 : 실전 테크닉
현장에서 즉시 적용 가능한 테크닉을 배우는 단계입니다.

소도구 강좌	케이스별 강좌	테크닉 개발	케이스별 강좌2
폼롤러 테라피 와두볼 테라피 소도구 테라피 하이퍼볼트 테라피	핵심 요통 케이스 발 교정 테이핑 어깨불균형 케이스 거북목 분석&시퀀스 골반 분석&시퀀스	HTS 힐링테이핑 FST 근막스트레칭 FMT 움직임 평가	골프 필라테스 근막경선 필라테스 필라테스 동작분석 둔근 시퀀스
실전 테크닉	실전 테크닉	실전 테크닉	실전 테크닉

2단계 : 기초 다지기
초보 필라테스 강사에게 필요한 핵심적인 해부학 지식을 전달하는 과정입니다.

기초 다지기
필라테스 지도자과정 / 자세평가 동작분석 / 쌩기초 해부학 / 첫걸음 해부학
초보강사를 위한 스타터 시퀀스(기구별) / 해부학 프리햅 노트 /
해부학 쉽게 공부하기 저자특강 / 근육학 쉽게 공부하기 저자 특강

1단계 : 입문
처음 시작하는 강사들이 필라테스의 이해도를 높일 수 있는 과정입니다.

입문 트레이너의 방향성

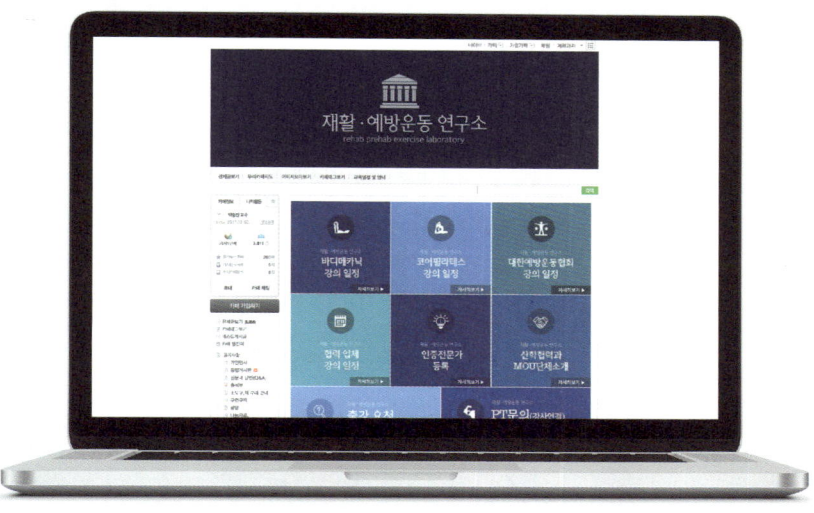

www.cafe.naver.com/prehablab

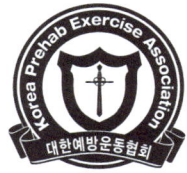

재활·운동예방연구소 소개

재활예방운동연구소는 국내 및 해외의 건강 관련 컨텐츠를 모아 통계, 분석하는 연구기관입니다.

더불어 국내외로 활발한 교육활동을 하는 교육기관이며, 건강 관련 분야의 종사자들에게 최신 연구자료들로 엄선된 컨텐츠를 제공하고 있습니다.

Baby ARC Barrel

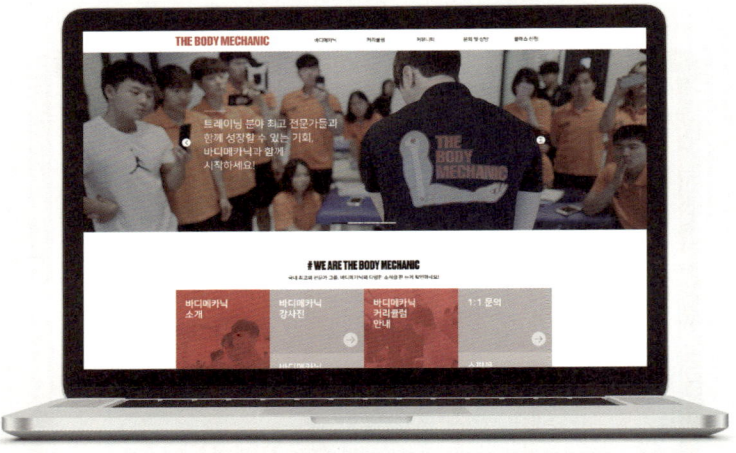

www.bodymechanic.co.kr

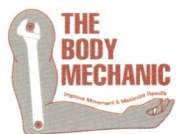

바디메카닉 소개

바디메카닉은 단순한 트레이닝을 교육하는 곳이 아닌 재활, 컨디셔닝, 체형에 최적화된 트레이닝을 지도하는 차별화된 교육기관입니다.

국내 최고의 트레이닝 전문가인 바디메카닉은 국가대표, 실업팀 선수 트레이닝뿐만 아니라 LG, 현대, 삼성 등 대기업을 대상으로 웰니스 강연을 매년 진행 중입니다.

오랜 시간 쌓아온 경험들을 토대로 체계적이고 고·학적인 트레이닝 시스템을 구축하여 교육하고 있습니다.

Baby ARC 필라테스 교과서

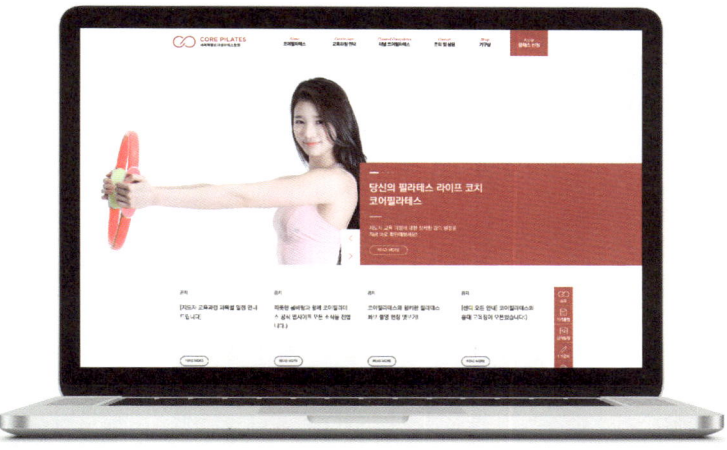

www.corepilates.kr

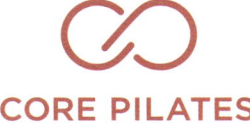

코어필라테스 소개

코어필라테스는 단순한 기구 사용법 교육이 아닌
운동, 재활, 체형에 대한 탄탄한 이론적 지식을 바탕으로 현장에서의
탁월한 지도능력을 갖춘 전문 강사를 양성하고 있습니다.

오랜 시간 현업에서 느낀 아쉬움을 보완하여 보다 체계적인
러닝 시스템(Learning System)을 구축하였습니다.

Baby ARC Barrel

Baby ARC 필라테스 교과서

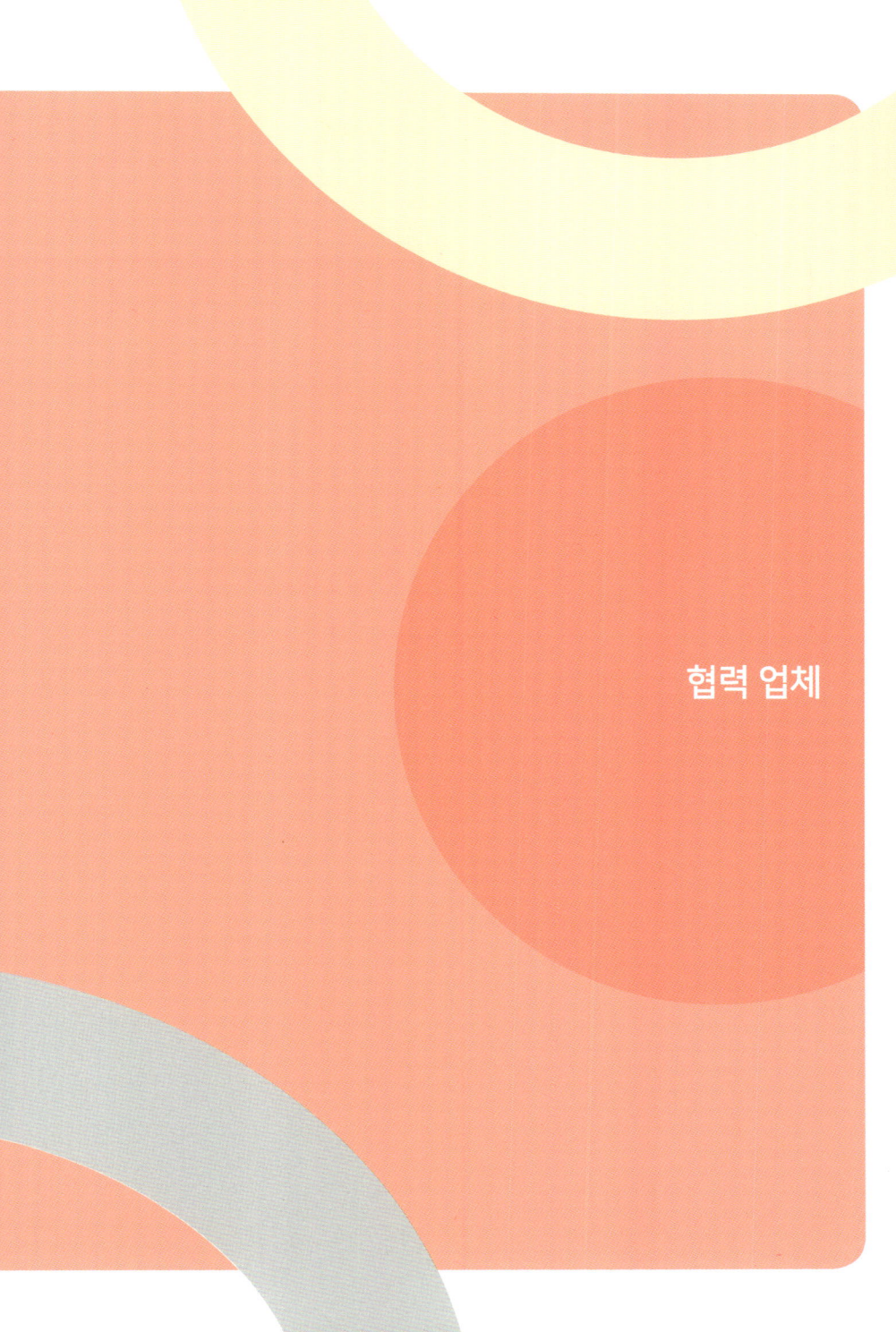

협력 업체

Baby ARC Barrel

motioncarepilates

업체소개

○ Company Introduction

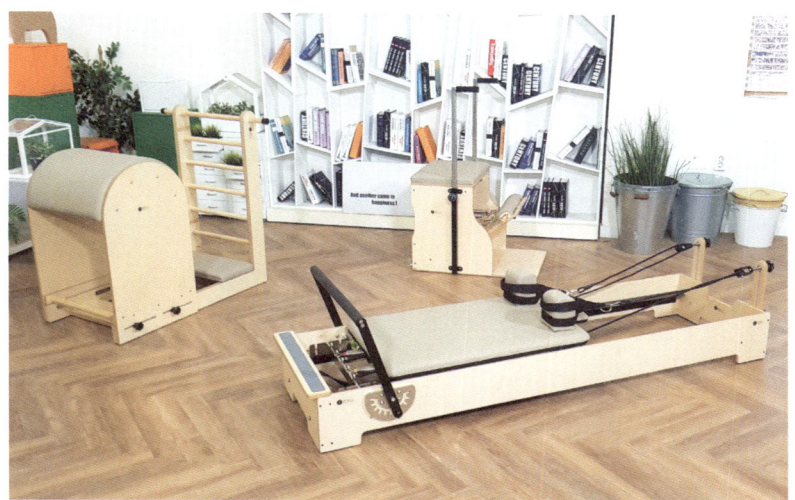

"대한민국 대표 필라테스 기업, **모션케어 필라테스**"

모션케어 필라테스는 작은 나사 하나 선택에서부터 튼튼한 목재까지 수많은 시행착오를 겪으며 발전을 거듭하여 현재는 자동화된 생산 설비를 바탕으로 10년 경력의 숙련공이 견고하고, 부드러우며 인체공학적인 제품을 생산하고 있습니다. 다양한 경험을 소비자가 원하는 UI & UX를 중점에 두고, 설계와 디자인을 하고 있습니다. 끝없는 연구 개발과 노력으로 현재는 600여개의 고객사들이 10년간의 노하우가 집약되어 있는 모션케어 제품을 사용하고 있습니다. 모던하고, 감성적인 디자인을 추구하며 고객들의 기능성과 감성을 한 번에 사로잡아 운동 효과를 극대화시킵니다.

Baby ARC Barrel

MOTIONCARE PILATES
모션케어 필라테스는?

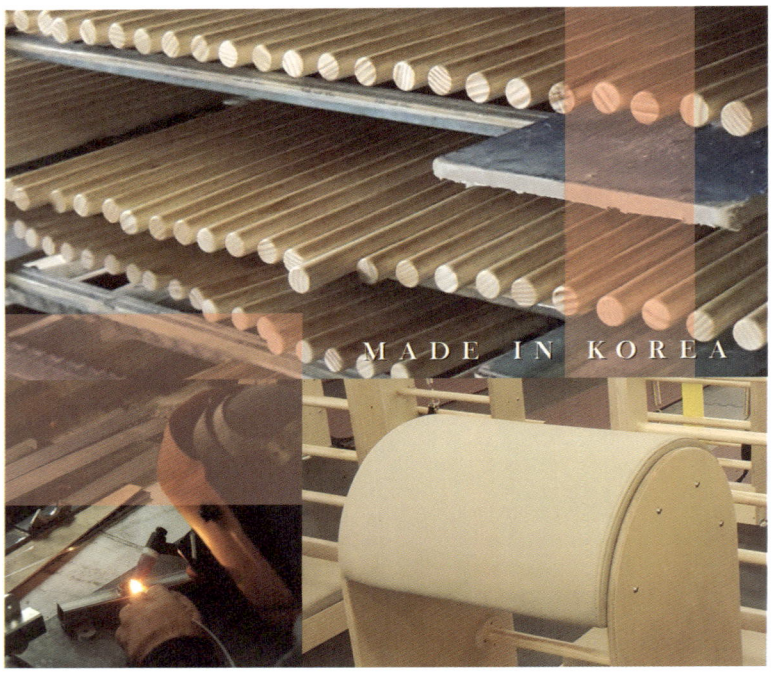

▎100% 친환경 자작나무와 최상급 레자 가죽

핀란드 친환경 자작나무 100%로 제작되었습니다. 최상급 친환경 자작나무 필란드산 톱밥을 압축한 MDF에 본드나 페인트를 칠하지 않았으며, 미송이나 뉴송 같은 약한 우드가 아닌 유럽에서 수입하여 친환경 하드 우드인 자작나무로 만들어 제품의 뒤틀림 없이 견고하게 만들었습니다.
최상급 레자가죽으로 피부에 바로 접촉하는 가죽에 가장 많은 노력을 기울였습니다. 이중 코팅 마감의 레자 가죽은 외부 오염물에 강하며, 땀을 많이 흘려도 내부에 잘 스며들지 않고, 10년 이상 사용해도 변색 없는 최상급 레자 가죽만을 취급합니다.

Baby ARC 필라테스 교과서

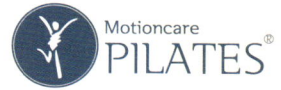

모션케어 필라테스 홈 시리즈
Motioncare Pilates Home Series

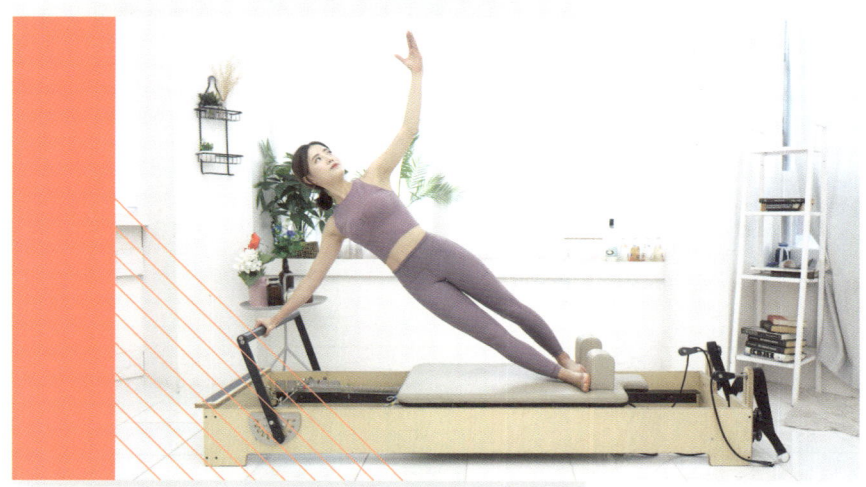

가정에서 쉽게
즐길 수 있는
홈필라테스 기구

홈 체어(Home Chair)
홈 바렐(Home Barrel)
홈 리포머(Home Reformer)

*부가세 포함
*배송비 별도

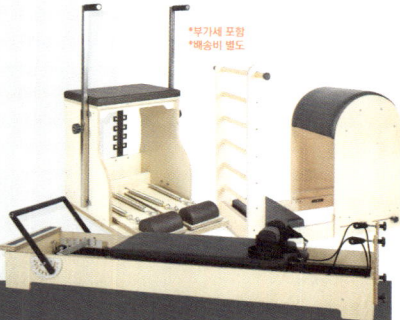

Baby ARC Barrel

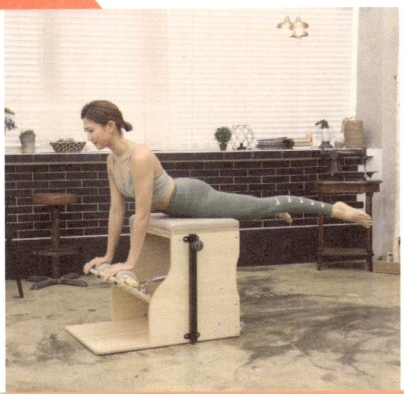

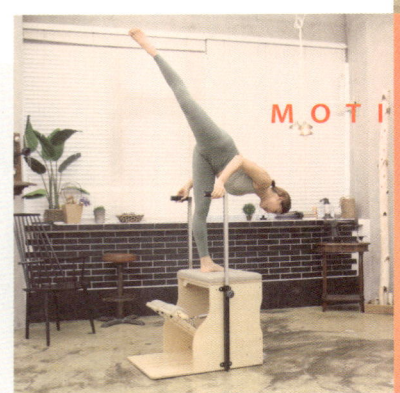

MOTIONCARE PILATES ECO

ECO

가장 #핫한 모션케어 필라테스 에코 버전
*부가세 포함
*배송비 별도

| 에코 체어·바렐 (Eco Chair·Barrel)
| 에코 리포머 (Eco Reformer)
| 에코 콤비 리포머 (Eco Combi Reformer)
| 에코 캐포머 (Eco Caformer)

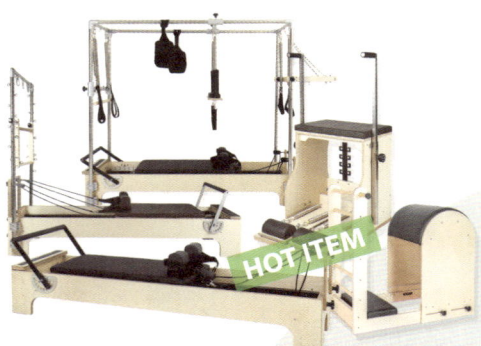

HOT ITEM

Baby ARC 필라테스 교과서

MODERN DESIGN

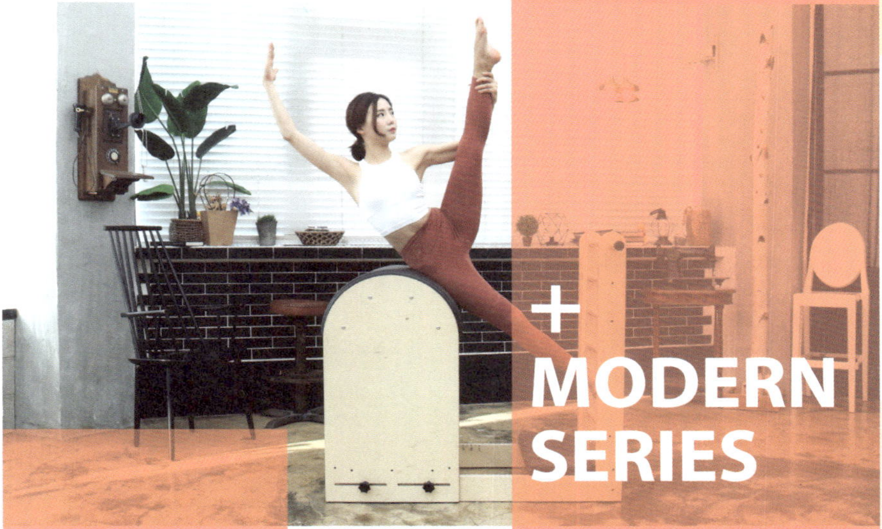

+ MODERN SERIES

MOTIONCARE PILATES MODERN

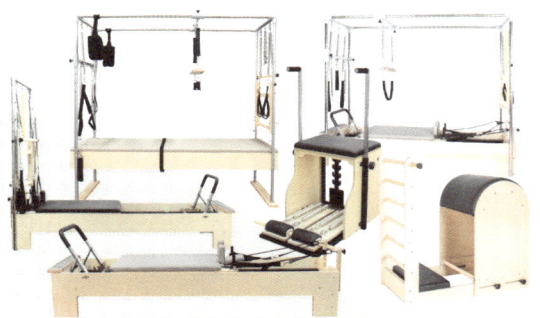

모션케어 신제품

모던 체어·바렐(Modern Chair·Barrel)
모던 리포머(Modern Reformer)
모던 콤비리포머(Modern Combi Reformer)
모던 캐딜락(Modern Cadillac)
모던 캐포머(Modern Caformer)

*부가세 포함
*배송비 별도

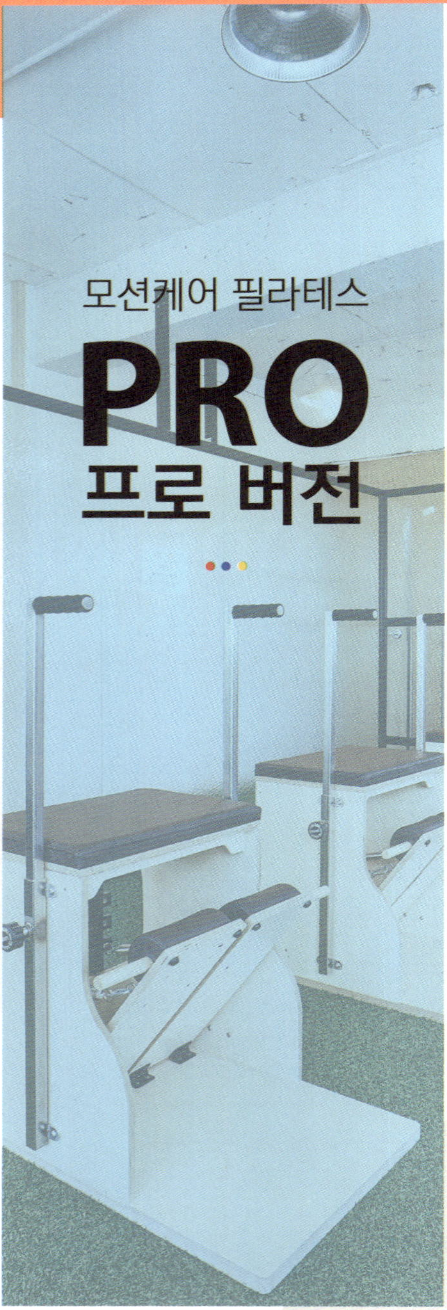

Baby ARC Barrel

모션케어 필라테스
PRO
프로 버전

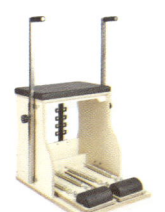
프로 체어
(Pro Chair)

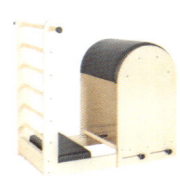
프로 바렐
(Pro Barrel)

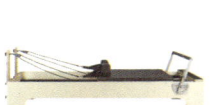
프로 리포머
(Pro Reformer)

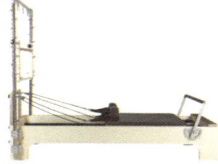
프로 콤비리포머
(Pro Combi Reformer)

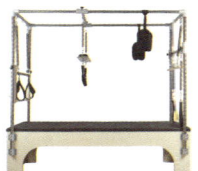
프로 캐딜락
(Pro Cadillac)

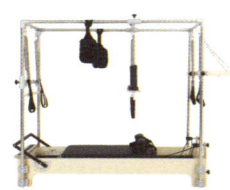
프로 캐포머
(Pro Caformer)

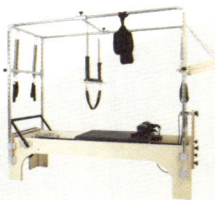
하이 프로 캐포머
(High Pro Reformer)

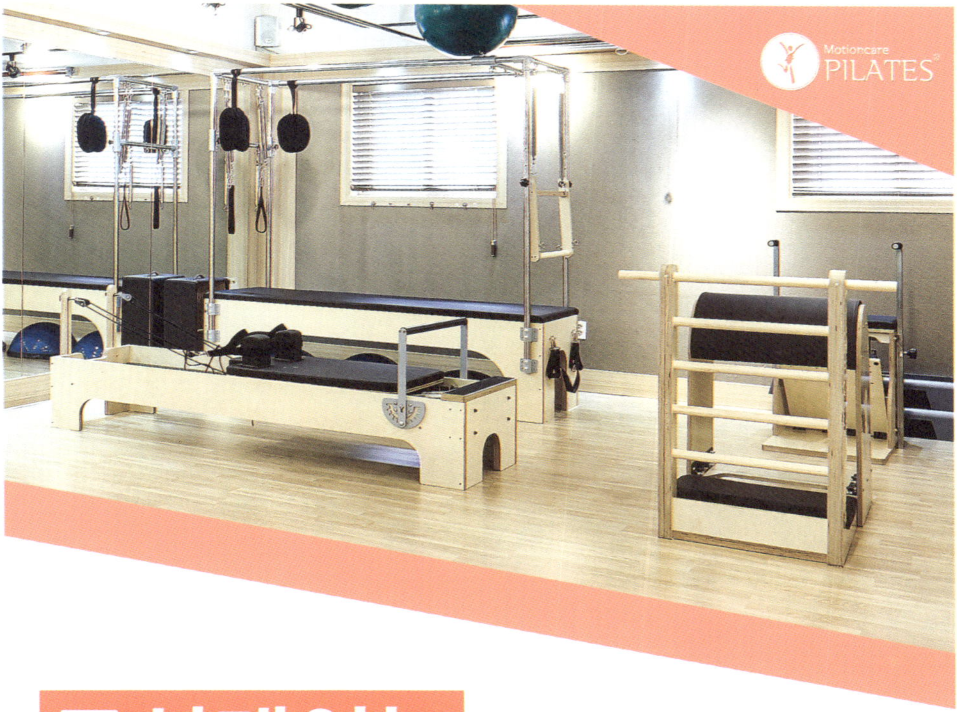

Baby ARC 필라테스 교과서

모션케어는

보다 행복하고 건강한 삶을 위한 미국스포츠의학의
모션케어코리아 **기구 필라테스 전문 브랜드**입니다.
현대적 의학과 운동 역학 등을 적용하여
다양한 운동을 할 수 있도록 만들어졌습니다.

인스타그램 ▼   **카카오톡 고객센터** ▼   **모션케어 필라테스 홈페이지** ▼

 motioncareceo   Motioncare   http://motioncarepilates.com/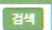

http://motioncarepilates.com   T. 1661-9896   F. 032-578-0616

Hermo
BEAUTY & ESTHETIC

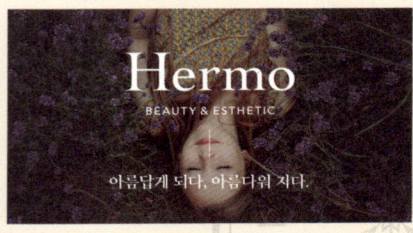

BRAND STORY »»

에르모, 시작부터 다르다.

예방운동 / 의학 / 뷰티매니저 / 헬스케어 전문가가 모여 전문적인 뷰티&에스테틱 브랜드 에르모가 탄생했습니다.

하나부터 열까지 전문가가 직접 만든 에르모만의 프로그램은 건강과 아름다움을 책임집니다.

Hermo Spirit »»

에르모는
당신의 건강과 아름다움을 위해 태어났습니다

에르모는 근본적인 건강과 아름다움을
최고의 가치로 여깁니다. 체계적인 관리 프로그램과
온전한 휴식 시간을 확보해 고객님의 건강과
아름다움을 지켜나가겠습니다.

몸의 온도가 극저온이 되면 몸은 스스로 열을 내기 위해
몸속 갈색지방을 통해 축적된 백색 지방을 연소시킵니다.
이 과정에서
단 3분만에 무료 800kcal 소모 가 가능합니다.
이는 런닝머신을 3시간동안 타야만 소모되는
칼로리와 맞먹습니다.

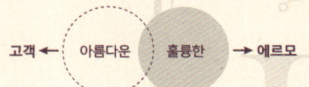

Hermo (Hermosa)는 스페인어로
'아름다운, 훌륭한' 의 의미를 지니고 있습니다.

" 크라이오 테라피는
단, 3분이면 가능합니다. "

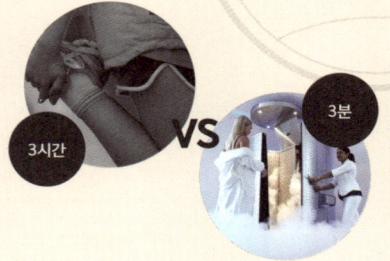

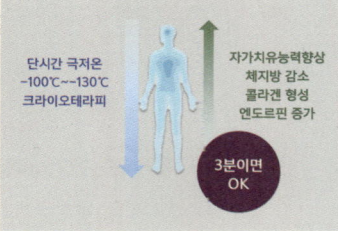

Baby ARC 필라테스 교과서

> " 크라이오 테라피는
> 효과가 입증된 치료요법 입니다. "

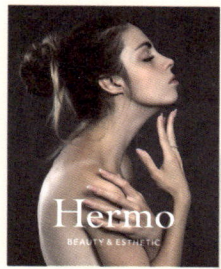

1. 크라이오테라피의 어원은 그리스어로 cryo[차가움] + teraphy[치료] 입니다.
   크라이오테라피는 이미 1970년대 말부터 러시아, 일본 등에서
   그 효과가 입증된 치료 요법 중 하나입니다.

2. 기체 질소를 이용해 온도를 -100C ~ -130C까지 떨어뜨려
   신체의 온도를 단시간 극저온으로 낮추어 신체의 자가치유능력을 향상시켜
   치료와 건강개선에 도움을 줍니다.

3. 이미 1970년대말부터 일본, 러시아, 미국, 영국, 프랑스 등에서
   연구되어온 치료 요법으로 현재 해외에서는
   건강은 물론 미용을 위한 요법 목적으로 널리 활용되고 있습니다.

다이어트만? NO! 크라이오테라피
3분의 기적을 체험하세요!

콜라겐 형성 + 피부 진정 효과
푸석한 피부, 아토피, 건선

크라이오 테라피는 피부의 콜라겐 형성에 도움을 주어 탄력있는
피부를 만들고 건선과 아토피 증상 완화에 도움을 줍니다.

엔도르핀 촉진 + 피로회복
스트레스, 불면증, 피로, 무기력증

단시간 극 저온으로 진행되는 냉각요법은 신경계를 자극해
체내 엔도르핀을 활성화시켜 염증과 통증 완화와 더불어
일상에서 축적된 피로에 대한 회복감을 느끼는데 도움을 줍니다.

자가 치유 능력 + 운동 능력 향상
빠근한 근육, 관절통증

극저온 냉각 요법은 몸의 혈액 순환의 속도를 획기적으로 높여
체내에 축적된 피로물질 배출에 도움을 주고 이를 통한 체력 회복과
운동 수행 능력 향상에 효과적 입니다.

"" Q&A
크라이오, 이것이 궁금하다

정말 다이어트에 효과가 있나요?
신체 온도가 급격히 내려가면 몸은 스스로 열을 내기 위해 체내의 지방을
태우게 됩니다. (갈색지방이 백색지방을 연소시키는 작용) 이 과정에서
체지방 감소와 신경, 피부세포, 근육, 골격계의 자가 치유 능력이 향상됩니다.

다이어트에만 효과가 있나요?
다이어트와 셀룰라이트 개선 효과는 물론 콜라겐 형성에 도움을 주어 피부
진정에 효과가 있습니다. 통증 개선과 엔돌핀 분비를 촉진해 우울감과
무기력감 해소, 불면증에도 효과가 있어 운동선수는 물론 컨디션 관리가
중요한 분들에게 애용하고 있습니다.

어느 정도 받아야 효과가 있나요?
개인의 몸 상태에 따라 다르지만 대체로 최소 8주 동안 정기적으로 20회 이상
받았을 경우 확실한 변화를 느낄 수 있습니다. 기초 대사량을 높이고 싶으시
다면(백색지방이 갈색지방화 되는과정) 3개월 동안 꾸준히 크라이오테라피를
관리 받으시는걸 추천드립니다.

감기에 걸리진 않을까요?
걱정하지 않으셔도 됩니다. 극저온에 일시적으로 체온이 내려갈 뿐 시술 후
에는 금방 체온을 회복합니다.

www.hermobeauty.com

Baby ARC Barrel

플린스튜디오
필라테스 감성 바디프로필 전문 스튜디오

Studio FLYN

Beyong the Perfection
완벽함을 넘어서는 아름다움을 찾는 곳

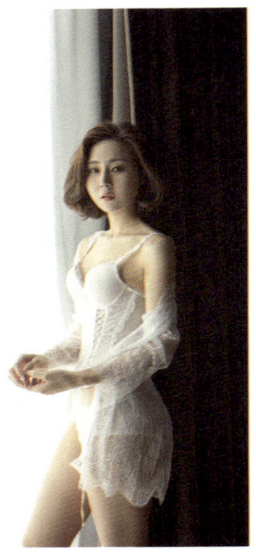
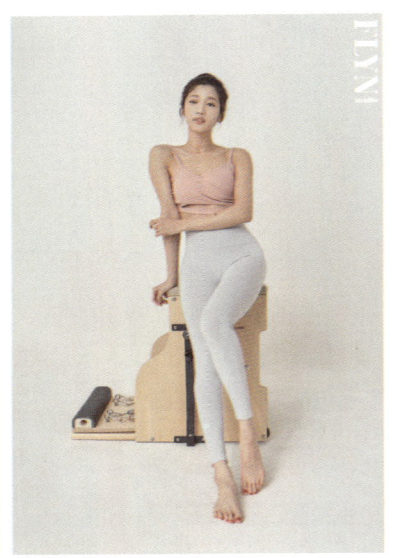

플린스튜디오는 Color horizon과 Special Concept, Pilates Concept 3가지 라인으로 구성된 **바디프로필 전문스튜디오** 입니다.

모델의 **'아이덴티티'**에 맞게 배경, 의상, 시선, 표정, 포징, 조명을 개별적으로 구성하고 완벽하게 조율하는 촬영스타일을 추구합니다. 플린 스튜디오와 함께 바디프로필 전문가가 구현하는 고감도의 이미지와 **새로운 이미지의 '나'**를 만나보세요.

Baby ARC 필라테스 교과서

플린스튜디오
필라테스 감성 바디프로필 전문 스튜디오

Beyong the Perfection
완벽함을 넘어서는 아름다움을 찾는 곳

Studio
FLYN

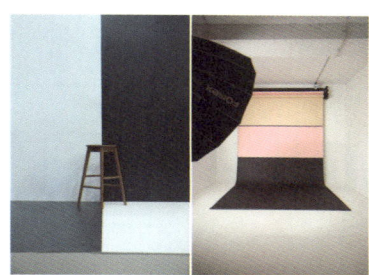
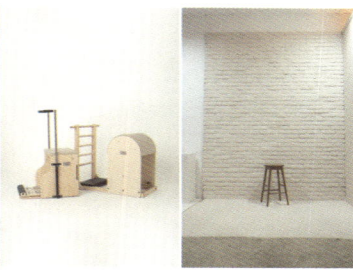
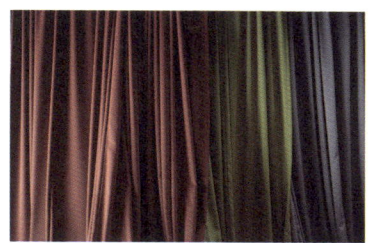
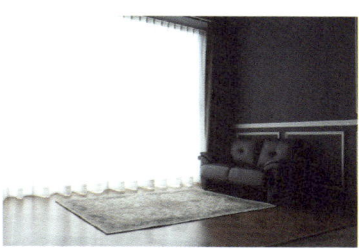

3개의 핵심 컨셉과 8개의 세부 컨셉으로 구성되어,
모델에게 적합한 다양한 연출과 컨셉 초이스가 가능합니다.

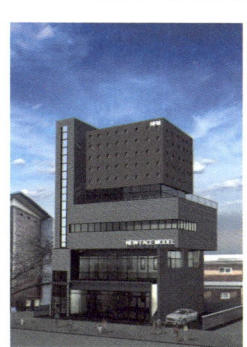

찾아오시는 길 >
서울 마포구 서교동 451-38, 지하2층

카카오 플러스 >   **인스타그램 >**
 flyn_studio   flyn_studio

Baby ARC Barrel

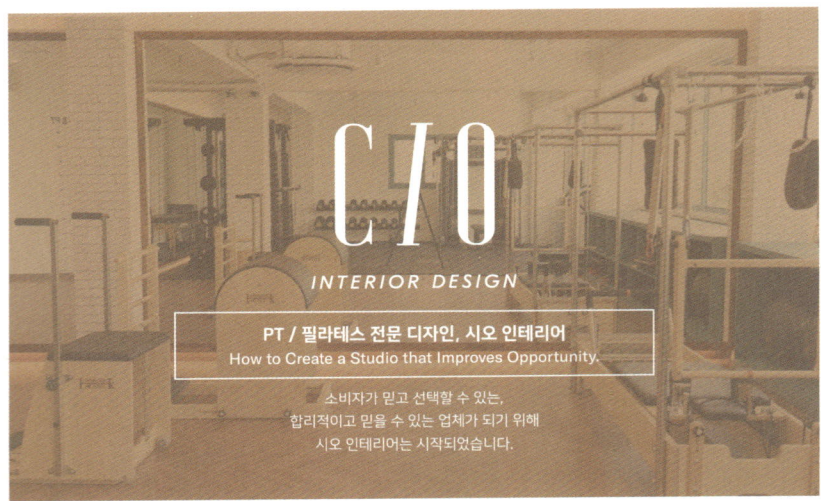

C/O
INTERIOR DESIGN

PT / 필라테스 전문 디자인, 시오 인테리어
How to Create a Studio that Improves Opportunity.

소비자가 믿고 선택할 수 있는,
합리적이고 믿을 수 있는 업체가 되기 위해
시오 인테리어는 시작되었습니다.

Our Story

01. 센터 전문 디자인의 **시작은 컨설팅부터.**

시오의 프로젝트는 '임대계약 전 단계'부터 시작됩니다. 상권의 특성과 접근성을 고려하고, 임대공간의 컨디션을 체크하고, 인테리어 파트에서의 제한점과 중점사항을 끊임없이 고객과 나누며, 최상의 공간을 임대하실 수 있도록 보조합니다.

02. 필라테스, 피트니스 전문가의 **합리적인 공간 설정.**

시오는 피트니스&필라테스 전문 회사입니다. 평수와 운영시스템, 동선, 근무하시는 선생님 수에 따라 유산소/샤워실/기구공간/휴식공간/상담공간을 배치하고 분배합니다. 인테리어 전문가가 아닌, 피트니스&필라테스 전문가로써의 시선은 시오인테리어만의 장점입니다.

03. 정직하고 투명한 견적서.

시오의 견적서는 투명하고 정확합니다. 터무니 없이 저렴한 견적서와 공사 내용의 정확하게 보이지 않는, 혹은 비전문가가 보기에 너무 어려운 견적서가 아닌, 사업주가 한눈에 확인하고 점검할 수 있는 견적서를 제공합니다.

04. 오픈 센터에 필요한 부분을 **한 번에!**

시오는 다양한 비즈니스 파트너를 통해, 센터 오픈에 필요한 다양한 사업 네트워크를 확보하고 있습니다. 전단지와 웹사이트 현수막등은 물론, 광고영상-이미지 전문 파트너, 컨설팅 및 홍보마케팅 전문 파트너등 사업주가 어려움을 겪을 수 있는 모든 부분에서 탄탄하고 체계적인 솔루션을 제공합니다.

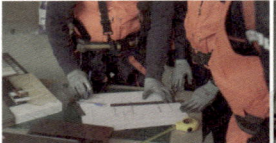 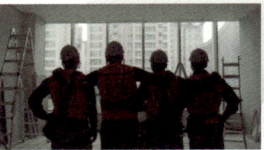 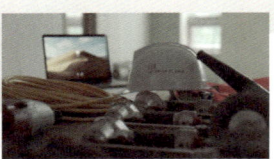

Baby ARC 필라테스 교과서

About us

시오는 디자인팀 & 시공팀 & 피트니스-필라테스 컨설팅팀 이 3개의 팀이 하나의 몸처럼 협업하여 디자인을 창조합니다. 각 분야에 최적화 된 3개의 팀은 각자의 필드에서 최고 역량을 발휘하며, 동료들과 빛나는 co-work을 보여줍니다. 유산소 공간을 단드는 작은 선택에도, 회원들의 동선과 일조량, 뷰포인트, 전체공간대비 효율성을 따지며, 신발장의 수납 갯수 조차도 허투로 정하지 않습니다. 열정적이고, 전문적인 3개의 팀으로 구성된 시오인테리어는 이제 막 새로운 사업을 시작하려는 여러분에게 최고의 선택이 될 것 입니다.

에르모(Hermo) 가산점 2019년 6월 완공.

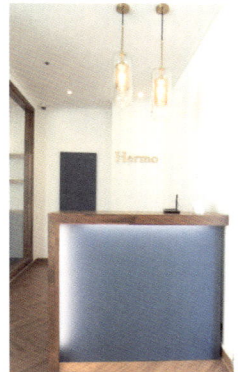
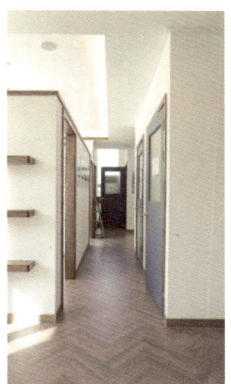
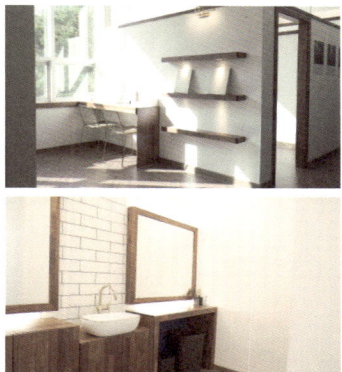

BM필라테스 문래점 2019년 5월 완공.

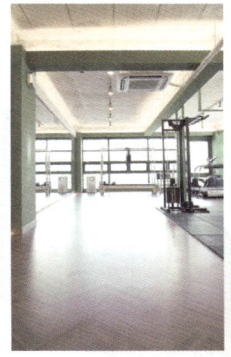
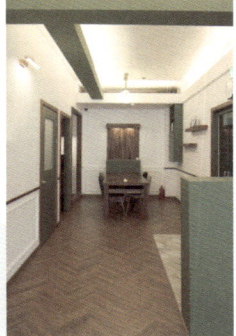
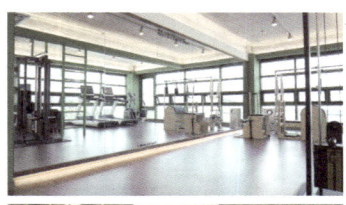
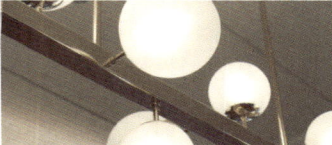

Baby ARC Barrel

Baby ARC Barrel